めまい ふらつき

みるみるよくなる！

名医陣が教える

最新 1分体操 大全

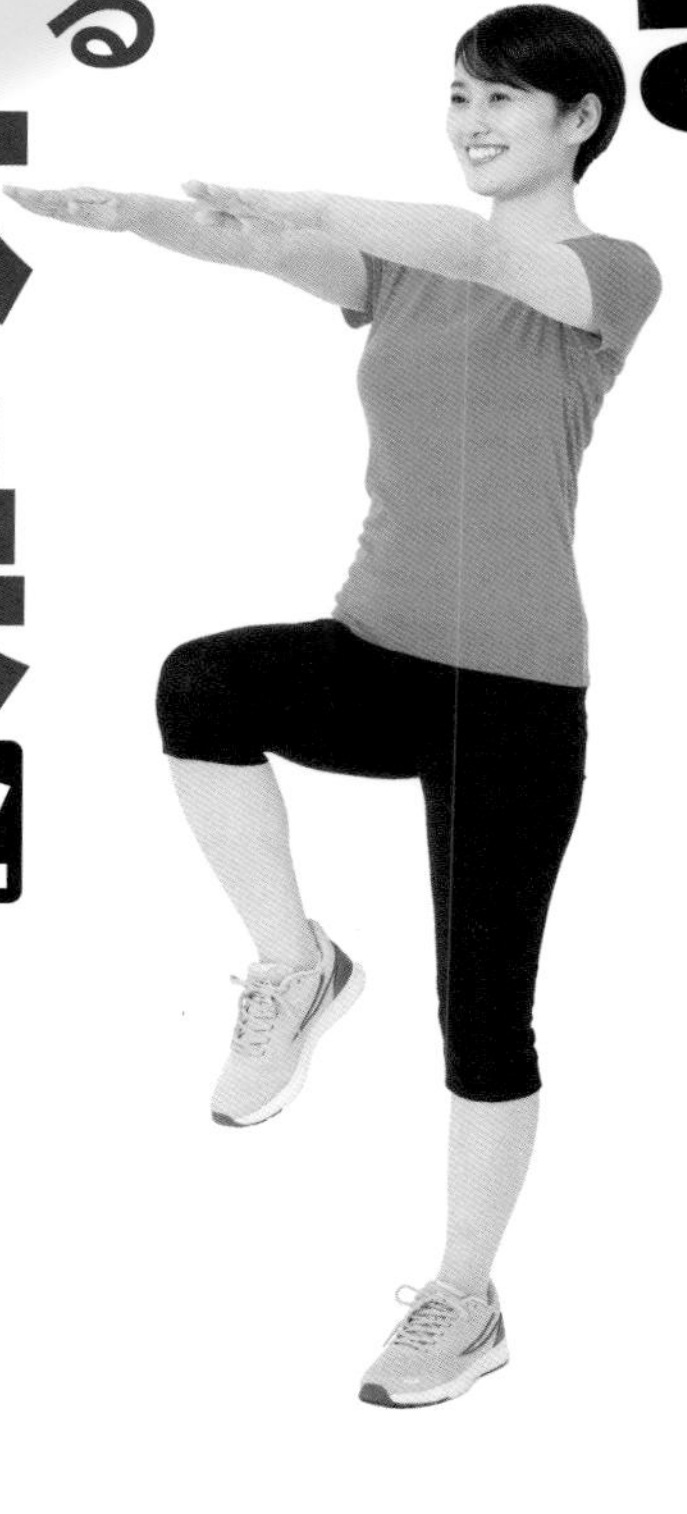

文響社

はじめに

本書を手に取ってくださったみなさんの中には、すでにめまいの薬物治療を受けている人もいらっしゃることでしょう。そして、薬だけの治療に限界を感じているという人も多いのではないでしょうか。

薬物治療は大切ですが、それだけではなかなか治らず慢性化してしまう人がたくさんいます。私は30年以上も前から、そうした患者さんにリハビリ（前庭《ぜんてい》リハビリ）をすすめ、25万人以上を改善に導いてきました。ひと昔前は、めまいは「安静第一」とされてきましたが、最近になって、ようやくリハビリの重要性が理解されるようになりました。とはいえ、未だにリハビリの認知度は低く、患者さんが実践しようと思っても、正しく指導できる医師がまだまだ少ないというのが現状です。

そこで本書では、みなさんを苦しめているめまいやふらつきに効果的な体操を前庭リハビリの中から厳選し、1分体操として紹介しています。

そもそも、めまいの主な原因は内耳《ないじ》の障害で、その回復には「小脳」という体のバランスを取る親分と、優秀な3つの子分である「視覚（目）」、「内耳（耳）」、

「足の裏からの情報（＝体性感覚）」を有効に刺激する必要があります。1分体操では、内耳を刺激する運動や目と足の裏の神経を刺激する運動などを行い、時にはめまい症状を起こしやすい動作をくり返すことで、小脳とその3つの子分を鍛え直し、体のバランス機能を改善します。これらは、めまい治療の先進国であるアメリカでは標準的な治療法です。

こうした体操を行うと、初めは症状が悪化したように感じるかもしれませんが、それを乗り越えると、みるみる効果が現れはじめます。実は、私自身もめまいの経験者で、めまいのつらさは人一倍わかっていますが、リハビリによって見事に克服することができました。

さらに、本書では、めまいやふらつきを改善するための日常生活でのセルフケアや、めまいに関係する自律神経の整え方といった対処法についてもていねいに解説しています。

ぜひ、本書をめまい克服の教科書として活用していただき、いきいきと元気あふれる生活を取り戻しましょう！

横浜市立みなと赤十字病院めまい平衡神経科部長
新井基洋

目次

第2章

頭を動かすと目がグルグル回る回転性めまい「BPPV」は三半規管に入り込んだ耳石をもとの位置に戻す「耳石戻し体操」でよくなると評判

横浜市立みなと赤十字病院 めまい平衡神経科部長 新井基洋

第3章

歩くときなどにフワフワ感や不安定感の発作に襲われる新型の慢性めまい「PPPD」や「メニエール病」「片頭痛性めまい」も軽快する1分体操「平衡機能リハビリ」

横浜市立みなと赤十字病院めまい平衡神経科部長
新井基洋

第1章

めまいには症状や病気別にさまざまなタイプがあり、あなたはどのタイプか原因は何かもすぐわかる「1分めまいセルフチェック」

新井基洋 横浜市立みなと赤十字病院めまい平衡神経科部長

めまいやふらつきは耳や脳の異常や機能低下を知らせるサインで、命にかかわる病気の可能性もあり放置は厳禁

めまいやふらつきで一時的に目が回ったり、フワフワと浮いた感じがしたり、頭がクラッとしたりするのは誰にでもあることです。そうした症状は、体の異変を知らせる重要なサインなので安易に見過ごしてはいけません。

めまいやふらつきの原因はさまざまですが、最も多いのは内耳《ないじ》（聴覚や平衡《へいこう》感覚にかかわる器官）の平衡障害です。内耳の三半規管や耳石器《じせきき》（15ページ参照）は、体の位置や動きを感知するセンサーの役割を担っており、そこに異常が起こったり機能が低下したりすると体のバランスを正常に保てなくなるのです。

また、脳の病気がめまいやふらつきに関係していることもあります。

体のバランスは、平衡機能をつかさどる耳（前庭《ぜんてい》覚）、物の動きを確かめる目（視覚）、地面を踏みしめ位置を確かめる足裏（体性感覚）から送られる情報を脳が受け取ることで保たれます。そうした平衡感覚の情報を集め、受け取るのは

平衡感覚が生まれるしくみ

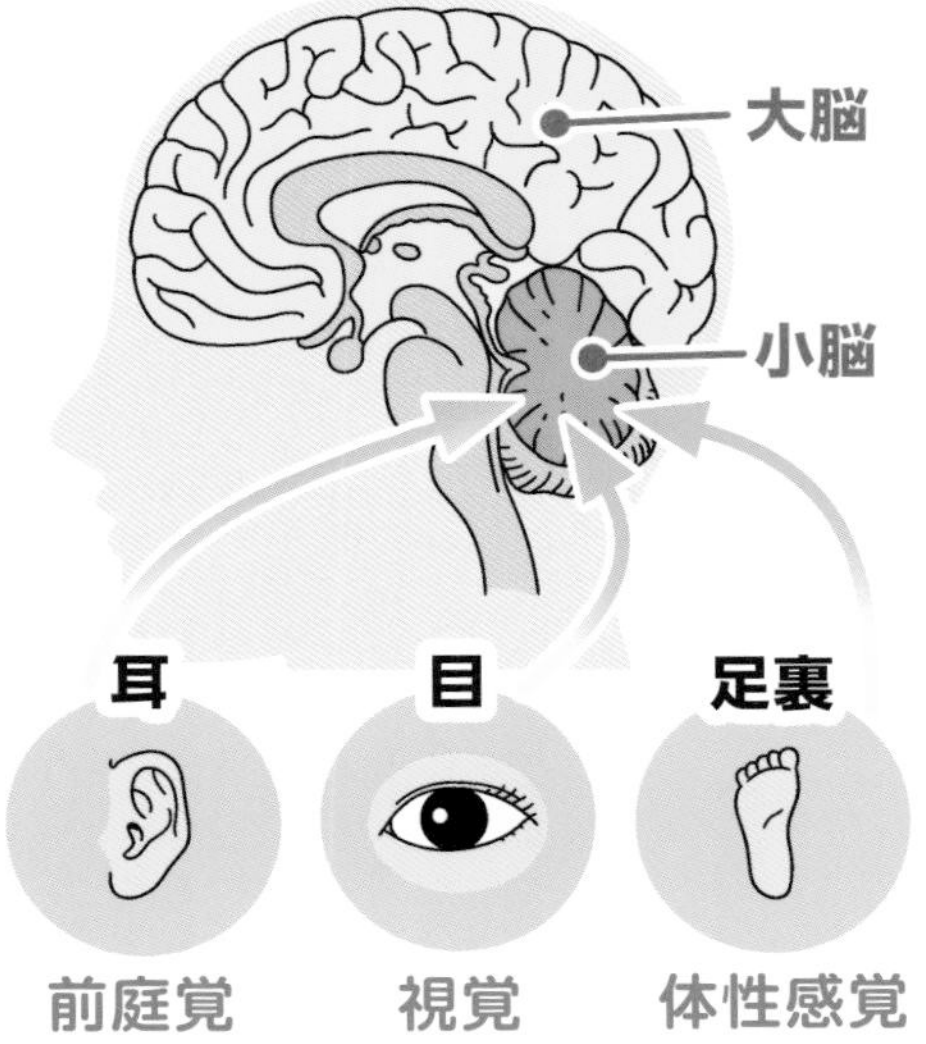

耳（前庭覚）、目（視覚）、足裏（体性感覚）から、体の位置や動きにかかわる情報が小脳に送られる。小脳がそれらの情報を集約し、全身の司令塔である大脳に送ることで体のバランスが保たれる。

「小脳」です。小脳は、耳、目、足裏から届いた情報を集約し、全身の司令塔である大脳に送ります。そして、大脳が全身の働きを最適に調整することで体のバランスが維持されるのです（上の図参照）。

脳の病気を原因とするめまいやふらつきは、それほど発症頻度が高いわけではありません。しかし、脳の病気は生命に危険が及ぶので、めまいやふらつきが現れた場合はMRI（磁気共鳴断層撮影）やCT（コンピューター断層撮影）による検査を受け、脳に異常がないかどうかを確かめることが肝心です。特に、ふだんから頭重感や頭痛に悩まされている人は注意してください。

そのほか、**血液の循環不全**によるめまい、加齢によるめまい、**うつなどの精神疾患**による心因性のめまい、**目や足底部の病気**、**婦人科系の病気**によるめまいもあります。

めまいは「目がグルグル回る」「フワフワ浮く」などの特徴があり、「めまい・ふらつき診断チャート」で原因を探れ

ひと言でめまいやふらつきといっても、実際は「回転性めまい」「浮動性めまい」「不安定性めまい」の3タイプに分かれ、さまざまな疾患が原因となっています。この分類は、めまいに関する世界最大の国際学会であるバラニー学会で2009年に正式に決められました。3タイプについて説明しましょう。

●**回転性めまい**……**目がグルグルと回っているように感じるめまい**です。一般的に症状は激しく、発作が数分から数時間にわたって続き、吐きけや嘔吐《おうと》を伴うこともあります。主な原因はBPPV（良性発作性頭位めまい症：＊）、前庭《ぜんてい》神経炎、メニエール病などの病気で、小脳の病気でも回転性めまいが現れます。

●**浮動性めまい**……**フワフワと浮いたような感じがするめまい**です。人によって感じ方が異なり、地に足がついていないように感じることもあれば、頭がフワッとして自分の頭ではないように感じることもあります。きつい症状は現れに

＊BPPV：Benign Paroxysmal Positional Vertigoの略

くいものの、めまいが長期化する傾向が見られます。主な原因は内耳の耳石器《じせきき》の不調やストレスで、ＰＰＰＤ（持続性知覚性姿勢誘発めまい：＊）、高齢めまい、心因性めまいなどが代表疾患です。脳の病気が原因で浮動性めまいが起こることはあまり多くはありませんが、高齢者の場合は脳の病気が潜んでいる可能性もあります。

●**不安定性めまい……体が不安定で、足もとが定まらずにふらついたりするめまい**です。主な原因は、三半規管と耳石器の不調、めまいの慢性化、体性感覚（足裏から脳に伝わる位置情報）の異常、小脳の病気、加齢による感覚器や筋力の衰えなどです。

これら3タイプのほかに、イスから立ち上がったときに体がフラッとする「立ちくらみ」があります。立ちくらみは、低血圧や睡眠不足、疲労などが原因で起こる一時的な脳血流低下の症状です。それほど気にしなくても大丈夫ですが、中高年で立ちくらみがくり返し起こる場合は脳の病気が関係していることもあります。

めまいやふらつきの原因は、医療機関で検査を受けなければ正確にはわかりませんが、自己チェックでおおよそのことは推定できます。**次㌻の「めまい・ふらつき診断チャート」で自分のタイプを判定し、めまいの原因を探ってください。**

＊PPPD：Persistent Postural Perceptual Dizzinessの略

めまい・ふらつき診断チャート

スタート

めまいのほかに、以下のような症状はありますか?

- □ ろれつが回らない
- □ 物が二重に見える
- □ 言葉が出てこない
- □ 頭痛やしびれがある
- □ 手足がうまく動かない

はい → **脳の障害によるめまい（中枢性めまい）**
➡17㌻参照
※至急、脳神経外科や脳神経内科を受診しましょう。

いいえ → あなたのめまいはどちらのタイプですか？

- ある日、突然、グルグルと目が回った
- フワフワと雲の上を歩くような感じでふらつく

「ある日、突然、グルグルと目が回った」 → めまいが起こったのは1度だけですか？

はい → 耳鳴りや聴力の低下はありますか？

- いいえ → **前庭神経炎**
➡23㌻参照
- はい → **めまいを伴う突発性難聴**
➡24㌻参照

いいえ → 耳鳴りや聴力の低下はありますか?

はい → **メニエール病**
➡24㌻参照

いいえ → 寝たり、起きたり、頭を動かしたりすると、めまいが悪化しますか?

- はい → **BPPV（良性発作性頭位めまい症）**
➡20㌻参照
- いいえ → **片頭痛性めまい**
➡26㌻参照

「フワフワと雲の上を歩くような感じでふらつく」 → 病院で加齢のせいだといわれましたか？

- はい → **高齢めまい（ふらつき）**
➡19㌻参照
- いいえ → **PPPD（持続性知覚性姿勢誘発めまい）**
➡28㌻参照

●チャートの診断はあくまで目安です。気になる症状がある場合は専門医を受診してください。

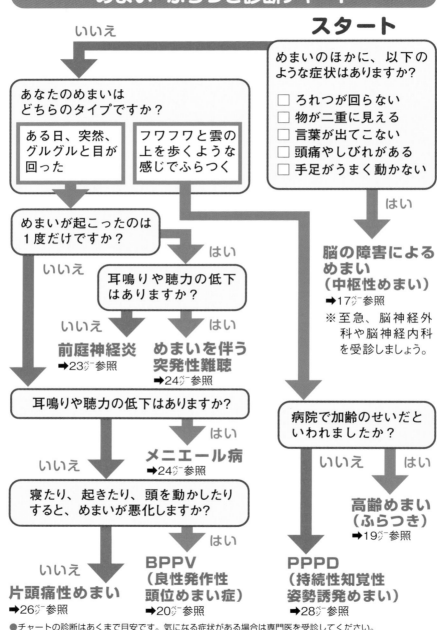

めまい・ふらつきの原因で最も多いのは耳の最奥にある内耳の障害で、目が回る「回転性めまい」が多い

めまいやふらつきの約7~8割は、鼓膜の奥にある内耳《ないじ》（聴覚や平衡《へいこう》感覚にかかわる器官）の障害によって起こります。

私たちの耳は、音の振動をとらえ、その情報を脳に伝えるだけの器官ではありません。体の位置や動きを感じ取り、体のバランスを正常に保つ**「平衡機能」**の役割も担っています。この平衡機能を生み出す重要なセンサーが、内耳にある**「三半規管」「耳石器《じせきき》」**です（三半規管、耳石器をあわせて前庭《ぜんてい》器という）。

三半規管は、**左右の水平回転を認識する「外側半規管」**と、**前後方向への回転を認識する「前半規管」「後半規管」**という3つの管から構成されます。一方、耳石器は、粘着性のある耳石膜に小さな粒状の耳石が多数ついている器官で、**耳石の動きから頭や体の傾き、加速度、重力を認識します**。

通常、体のバランスは、左右の内耳にある前庭器が正常に働くことで保たれて

耳（内耳）の構造

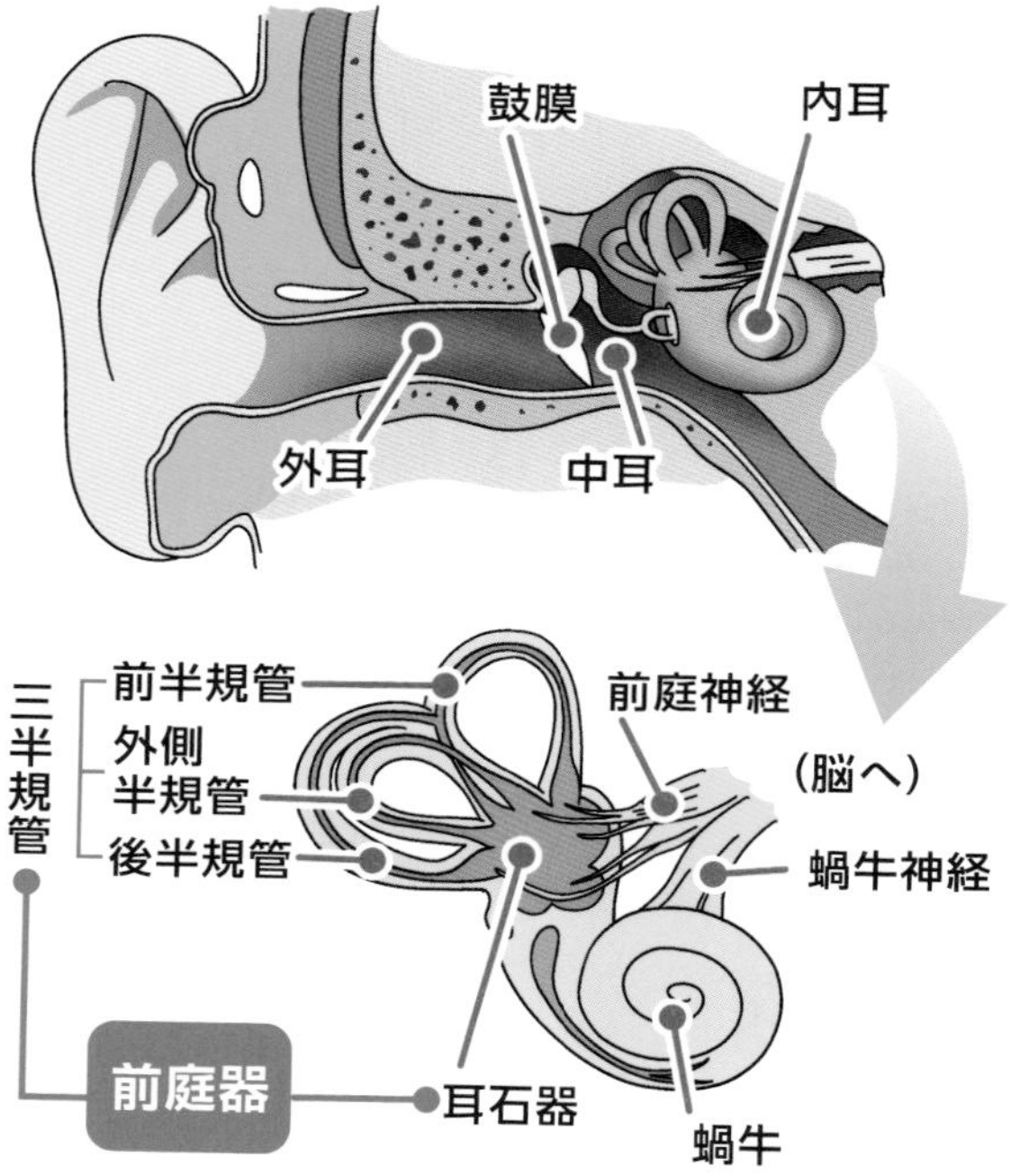

います。しかし、左右どちらかの前庭器に異常が生じると、平衡機能が低下してめまいやふらつきが現れるのです（専門的には末梢性《まっしょう》めまいという）。

内耳の平衡障害が原因で起こる病気の中でも、とりわけ多いのは回転性めまいが現れる**「BPPV」（良性発作性頭位めまい症）**です。**BPPVは、耳石が耳石膜からはがれて三半規管の中にたくさん入り込み、頭や体の動作によって耳石の塊が動くことで発症します**（20ページ参照）。

ほかにも、内耳から脳に情報を伝える前庭神経に障害が起こる**「前庭神経炎」**、内耳に内リンパ液が異常に増えて水ぶくれ状態（水腫《すいしゅ》）になる**「メニエール病」**、片頭痛を伴う**「片頭痛性めまい」**でも回転性めまいが起こります。

回転性めまいの詳細については、第2章を参照してください。

めまい・ふらつきは脳（中枢）の障害や脳への血流不足のほか心の不調や自律神経の異常でも起こる

脳は平衡感覚《へいこう》をつかさどる器官なので、小脳や大脳が障害を受けると、めまいやふらつきが現れることがあります（専門的には中枢性めまいという）。

中でもよく見られるのは、**脳血管障害**（**脳梗塞《こうそく》・脳出血・くも膜下出血**）、**てんかん**が原因で起こるめまいです。ろれつが回らない、うまく飲み込めない、激しい頭痛がする、体がけいれんするといった症状に加えてめまいが起こるなら、中枢性めまいの疑いが濃厚でしょう。その場合は、すぐに救急車を呼んで脳領域の専門医療機関を受診することが肝心です。

また、脳血管障害の前ぶれである**一過性脳虚血発作**、または**脳腫瘍《しゅよう》**の場合にも、めまいやふらつきが現れることがあります。

脳の病気以外にも、脳の血流が滞って循環不全に陥り、一時的に頭がクラッとすることがあります。循環不全で脳が血流不足になる原因の多くは、**ストレスに**

よる自律神経の乱れと、血圧の急激な低下です。

自律神経は、意志とは無関係に内臓や血管の働きを支配する神経で、昼は交感神経（体を活発に働かせる神経）、夜は副交感神経（体を休ませる神経）が交互に優位になることでバランスを保っています。しかし、ストレスを受けると交感神経と副交感神経の切り替わりに異常が起こり、心臓や血管の働きが障害を受けてめまいが起こります。また、自律神経の乱れを原因とするめまいは、うつ病など精神疾患のある人によく見られます。フワフワする浮動性めまいに悩まされていて、内耳《ないじ》や脳の検査を受けても異常が見当たらない場合は、精神疾患による心因性めまいの可能性もあるのです。

一方、血圧の急激な低下による循環不全は、主に起立性低血圧の人に多発します。特に、排尿後や食後は血圧が下がりやすくなるので注意しなければなりません。高血圧の人も、降圧薬を服用すると血圧が急低下してめまいを生じることがあります。

さらに、椎骨《ついこつ》・脳底動脈循環不全症（椎骨動脈や脳底動脈が循環不全に陥る病気）でも脳の血流が滞ってめまいが起こるほか、重い不整脈や心筋梗塞の一部では、一瞬、気が遠くなるような心臓性のめまいが生じます。

60代以上のめまい・ふらつきは内耳機能や筋力の衰えでも起こり、転倒が多ければ「高齢めまい」を疑え

高齢めまいの特徴

- ◉ 加齢とともに両側三半規管が機能低下（軽度）。
- ◉ 潜在的に筋力低下やフレイルが存在。
- ◉ 50歳から小脳の機能が低下。
- ◉ 立ちくらみを合併することもある。
- ◉ 65歳以上のめまい患者は転倒リスクが3倍。

年を取ると耳（前庭覚《ぜんていかく》）、目（視覚）、足裏（体性感覚）が衰え、平衡《へいこう》機能が低下します。さらに、平衡機能の中枢である小脳は50代から衰えます。そのため、60代を過ぎるころから**「高齢めまい」**（専門的には**加齢性平衡障害**という）が起こるようになるのです。

初めのうちは軽くふらつく程度ですが、**小脳の加齢による機能低下や、両側三半規管の軽度の機能低下などで安静にしつづけていると、フレイル（心身の虚弱）が進み、少し姿勢や体の向きを変えただけで転倒してしまうほどのめまいが生じるようになります。**

高齢めまいは診断が難しく、病院で検査を受けても「年のせい」「原因不明」といわれることが少なくありません。高齢めまいだと思ったら、ぜひ**「耳トレ足踏み」**（第5章参照）を試してください。

回転性めまいは耳石器の異常が原因の「良性発作性頭位めまい症（BPPV）」が多く「BPPVセルフチェック」で要確認

内耳《ないじ》の異常を原因とする末梢《まっしょう》性めまいの中で最も患者さんの数が多いのは、回転性めまいが生じる「**BPPV**」（**良性発作性頭位めまい症**）です（＊）。**BPPVになると、頭や体の位置を変えたり、特定の姿勢を取ったりしたときに激しいめまいが起こり、症状の度合いも増悪します**。このように、ある動きが引き金になって生じるめまいのタイプを「誘発性」といいます（自分が動いていないときに生じるめまいのタイプは「自発性」という）。BPPVは、誘発性めまいを招く代表的な病気なのです。

では、なぜBPPVになると、めまいが誘発されるのでしょうか。その原因は、**内耳の耳石器《じせきき》の異常**にあります。

耳石器は頭の動きや傾き、加速度を感知する器官です。通常は、耳石（小さな結晶組織）が粘着性のある耳石膜にくっついており、耳石の動きによって頭の傾

＊「良性発作性頭位めまい症診療ガイドライン（医師用）」日本めまい平衡医学会診断基準化委員会編

BPPVセルフチェック

下の❶〜❹の当てはまる項目の点数を合計してください（プラスなら足し合わせ、マイナスなら引く）。

	症状	点数
❶	目がグルグル回るめまいがする。	プラス１点
❷	寝返りをするとめまいが悪化する。	プラス１点
❸	めまいの持続時間は５分以内である。	プラス２点
❹	もともと左右どちらかの耳が難聴である。もしくは今回のめまいに難聴や耳鳴り、耳づまり（耳閉感）を伴っている。	マイナス１点

合計点が２点以上 ＝ BPPVの可能性が高い

※大阪大学医学部附属病院耳鼻咽喉科・今井貴夫准教授の論文（*）より引用

きなどを感知します。ところが、寝たきりや頭部の打撲、慢性中耳炎、加齢などによって**耳石が耳石膜からはがれ、三半規管にたくさん入り込んでしまう**ことがあります。三半規管は、体の回転（垂直方向、水平方向）を認識する器官。そのため、**耳石が三半規管の中に入り込むと、頭が動くたびに耳石の塊が移動し、その異常な情報が脳に伝わって、めまいが生じるのです。**

ＢＰＰＶは病名に「良性」とありますが、激しい回転性めまいが生じるので、症状は決して軽くはありません。めまいの持続時間は５分以内で、体勢をもとに戻せば治まります。また、耳鳴りや難聴を伴わず回転性めまいだけが生じる点に特徴があります。

ＢＰＰＶが疑われる人は、上の「**BPPVセルフチェック**」で自己採点してください。その

＊Imai T, Higashi-Shingai K,et al: New scoring system of an interview for the diagnosis of benign paroxysmal positional vertigo. Acta Otolaryngol. 2016;136:283-288.

BPPVの改善に耳石戻し体操が著効

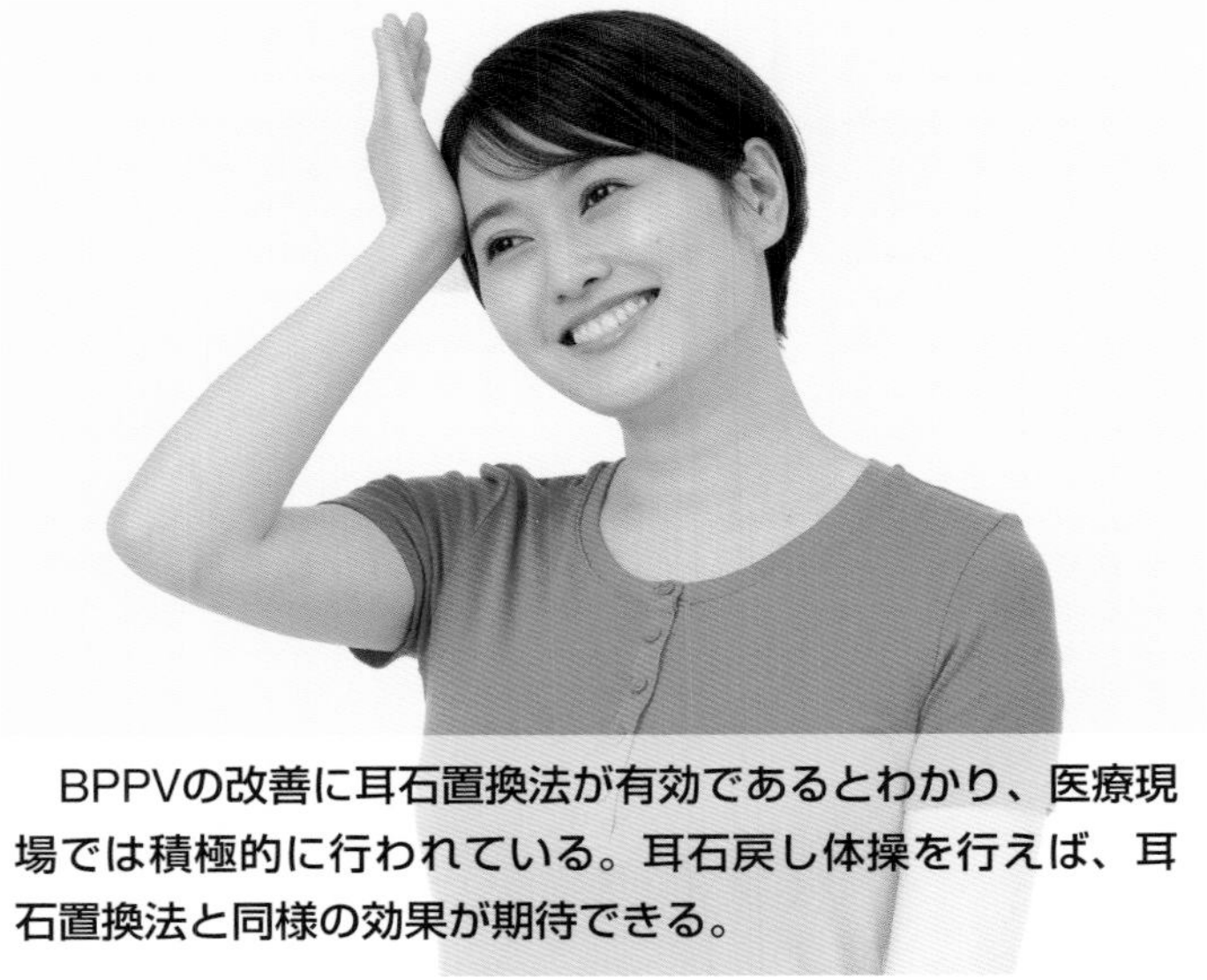

BPPVの改善に耳石置換法が有効であるとわかり、医療現場では積極的に行われている。耳石戻し体操を行えば、耳石置換法と同様の効果が期待できる。

結果、合計点が2点以上の場合はＢＰＰＶの可能性が高いので、速やかにめまいの専門医がいる医療機関を受診し、適切な治療を受けましょう。

ＢＰＰＶは自然に軽快するケースが少なくないので、一般的な治療では抗めまい薬、抗不安薬、血管拡張薬などによる薬物療法を行うことになります。

近年は、「耳石置換法」という、はがれた耳石をもとの耳石器に戻す体操（機能回復体操）がＢＰＰＶの改善に有効であることが医師の間での常識となり、耳鼻科医を中心に施行されています。耳石置換法は、頭部や体を特定の方向に数回動かすことで、三半規管に入り込んだ耳石を耳石膜に戻す運動療法です。

めまい専門医の私は、耳石置換法を独自にアレンジし、**「耳石戻し体操」**を考案しました（第2章参照）。この体操をＢＰＰＶのセルフケアとして毎日行うと効果的です。

大地震のような強い回転性のめまいは「前庭神経炎」の可能性があり、後遺症が残ることもあるが運動療法で改善

回転性めまいの中でも、とりわけ強い症状が現れるのは「前庭神経炎《ぜんていしんけいえん》」です。**前庭神経炎は、内耳《ないじ》から脳に情報を伝える前庭神経になんらかの原因で障害が起こることによって発症します**。大地震のような**激しい回転性のめまい**が特徴で、周囲がグルグルと回ったり、目の前の景色が急に流れたりして、歩くことはおろか立つことすらままならず、**吐きけ**や**嘔吐《おうと》**も伴います。

通常、前庭神経炎の症状が現れたら入院治療が必要になります。治療は薬物療法が中心で、ステロイド薬（副腎皮質《ふくじんひしつ》ホルモン剤）を点滴したりします。

前庭神経炎の激しいめまいは1週間ほど続き、症状が軽快した後も体を動かしたときにめまいやふらつきが現れる後遺症が残りますが、リハビリテーション（以下、リハビリと呼ぶ）の運動療法を行うことで改善が望めます。本書で紹介している**「耳トレ足踏み」**（第5章参照）を行えば後遺症の改善が望めます。

回転性めまいで耳鳴りや難聴が伴えば「メニエール病」か「突発性難聴」の疑いがあり、難聴があれば一刻も早く病院へ

内耳《ないじ》の異常で起こるめまい（末梢性《まつしょう》めまい）の場合、耳鳴りや難聴を伴うことが少なくありません。というのも、内耳は平衡《へいこう》機能のかなめであると同時に、脳に音の情報を伝える役割を担っているからです。具体的には、内耳の蝸牛《かぎゅう》（16ページのイラスト参照）という器官が、鼓膜から伝わる音の振動を電気信号に変換して脳に伝えています。この働きによって、脳は初めて聴覚を生み出せるのです。

平衡機能をつかさどる前庭器《ぜんてい》（三半規管、耳石器《じせき》）と、聴覚にかかわる蝸牛は一体となって内耳を構成しているので、めまいと耳鳴り・難聴が併発しやすいのは当然といえるでしょう。その代表的な病気が**「メニエール病」**です。

メニエール病は、内耳の中を満たしている内リンパ液（非常に粘性の高い特殊な体液）が異常に増え、前庭器や蝸牛が水ぶくれ状態（水腫）になることで発症します。激しい回転性めまいが現れ、数十分から数時間にわたって発作が続き、**吐**

耳鳴り・難聴が併発することも

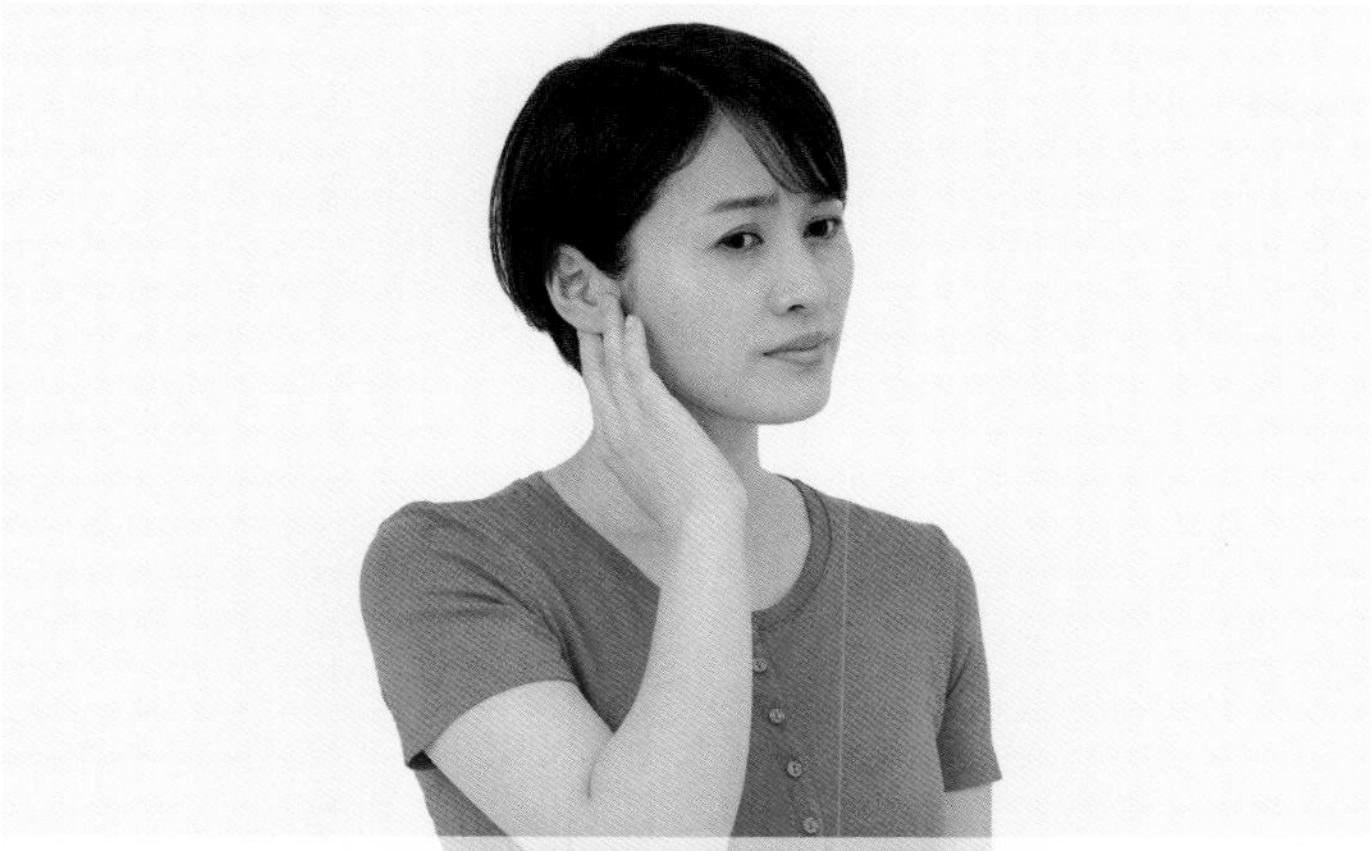

平衡機能をつかさどる前庭器（三半規管、耳石器）と、聴覚にかかわる蝸牛は一体となって内耳を構成する器官。そのため、めまいとともに耳鳴り・難聴を併発しやすい。

きけや嘔吐《おうと》、顔面蒼白《そうはく》、冷や汗、頭重感などの症状を伴います。

また、**「突発性難聴」**も平衡機能と聴覚が同時に障害を受ける病気です。**突発性難聴は、ある日突然、片側の耳の聞こえが悪くなる病気ですが、多くの場合に耳鳴りや耳閉感、中には激しい回転性めまいを併発します**（突発性難聴で回転性めまいの発作が起こるのは、たいてい1回のみ）。

突発性難聴は、発症から2週間を過ぎると聴力の回復が困難になるので、一刻も早く医療機関を受診することが重要になります。

メニエール病と突発性難聴の治療は薬物療法が中心ですが、聴力が軽快しても慢性のふらつきが残るときはリハビリを行うと予後がよくなります。メニエール病の人は聴力が安定してから**「平衡機能リハビリ」**（第3章参照）を行い、突発性難聴の人は**「耳トレ足踏み」**（第5章参照）を行ってください。

激しい頭痛を伴うめまいは「片頭痛性めまい」で、光の点滅や音・においに敏感になりやすいのが特徴

頭の片側が脈打つようにズキズキと激しく痛む片頭痛は、女性に多く見られる症状です。痛みだけでなく、吐きけや嘔吐《おうと》、光の点滅や音・においに対して過敏になるなどの症状が現れます。10代から発症する人が多いのも特徴で、生理が終わるまで続く、つらい症状に悩まされるようになります。

片頭痛の原因は十分に解明されていませんが、遺伝、女性ホルモンの変動、ストレス、セロトニン（脳内の神経伝達物質）が関係しているのではないかと考えられています。症状が現れやすいタイミングは、月経後や睡眠不足、忙しさが一段落してホッとしたときなどです。また、片頭痛のある人のほとんどが乗り物酔いを経験しています。

片頭痛の発症から15年ほど経過すると、回転性めまいや浮動性めまいを伴うことがあります。これを「片頭痛性めまい」（専門的には前庭《ぜんてい》性片頭痛）といいます。

片頭痛性めまいの症状と特徴

症　状

- ふらふら・クラクラするめまい症状
- 吐きけや嘔吐
- ズキズキとした脈動性の痛み
- 音、光、においへの過敏

特　徴

- 女性のほうが男性よりも多く、その差は約5〜10倍
- ほとんどの人が乗り物酔いを経験している
- 月経や睡眠不足、寝すぎが引き金になることがある

片頭痛性めまいが現れるケースはそれほど多くありませんが、私が診察している患者さんの中には片頭痛の前後、もしくは片頭痛と同時に回転性めまいが現れるという人が一定数います。

一般的に片頭痛性めまいの治療では、痛みを抑える片頭痛予防薬（ロメリジン塩酸塩）が処方されます。ただし、この薬物療法で片頭痛性めまいが改善する人は6〜7割程度です。残りの3〜4割の患者さんは「片頭痛は改善したものの、めまいは治らない」と訴えます。

そこで、治りきらないめまいを改善するためにリハビリが行われます。リハビリをやると、体のふらつきが徐々に軽快するのです。

本書で紹介している「平衡《へいこう》機能リハビリ」（第3章参照）も、治りきらない片頭痛性めまいの改善効果が期待できます。めまいを誘発する刺激をあえて与えることで平衡機能が鍛えられ、体のバランスが整うのです。

目が回らずフワフワした感じが3ヵ月以上続く新型めまい「PPPD」は、姿勢の変化や視覚の刺激で急に悪化

慢性的なふらつきの主な原因として、最近にわかに注目を浴びている病気があります。それは、世界最大のめまいの国際学会であるバラニー学会で2018年に新しく定義された**「PPPD」（持続性知覚性姿勢誘発めまい。本書ではフワフワめまいとも呼ぶ）**です。これは、**3ヵ月以上継続する浮動性めまい**を指します。

従来、めまいといえば目がグルグルと回る「良性発作性頭位めまい症」（BPPV）、「前庭《ぜんてい》神経炎」、「メニエール病」のイメージが強く、フワフワした感じがする浮動性めまいは、あまり知られていませんでした。医師の中にも、「めまいは回転性のもの」と思い込んでいる人がいます。そのため、患者さんがフワフワした感じを訴えても「原因不明」といわれることが少なくありませんでした。

PPPDは、急性の回転性めまいが治った後、しばらくたってからフワフワめまいが始まります。また、体を動かしたり、乗り物で移動したり、視覚的な刺激

PPPDチェックシート

下の当てはまる項目の□に✓を入れてください。

□	❶ 69歳以下である（※）。
□	❷ 急なめまいを発症した後、雲の上を歩いているようなフワフワした状態が3ヵ月以上にわたってほぼ毎日続いている。
□	❸ 立ったり歩いたりすると、症状が悪化する。
□	❹ 体を動かしたり動かされたりすること（エスカレーター・電車・バスに乗るなど）で、症状が悪化する。
□	❺ 複雑な模様や速い動きのある映像を見ること（スーパーの陳列棚・スマートフォンやパソコンのスクロール画面・細かい字など）で、症状が悪化する。

❶にチェックがついている人（69歳以下）で、
❷〜❺にチェックが3つ以上あればPPPDの疑いあり。
4つすべてに当てはまればPPPDの可能性が高い。

※70歳以上の人は、高齢めまいの可能性もあるので、区別が難しい。

を受けたりすると症状が悪化します。

フワフワしためまいが3ヵ月以上継続していて原因がよくわからない人は、上の**「PPPDチェックシート」**で自己診断をしてください。❷〜❺にチェックが3つ以上あればPPPDの疑いが濃厚と考えられます。

PPPDが疑われる人は、耳鼻咽喉《いんこう》科を受診して適切な治療を受けてください。PPPDの治療では、薬物療法、認知行動療法、リハビリテーションなどを行います。

また、セルフケアを行うことも大切。PPPDの改善には、生活習慣の見直しや**「平衡《へいこう》機能リハビリ」**（第3章参照）などの1分体操が有効です。

「何科を受診すればいい」「どんな検査をする」など「めまい・ふらつきの診察・検査の内容と流れ一覧」

めまい・ふらつきが一時的なものではなく長引く場合は、速やかに医療機関を受診したほうがいいでしょう。ふだんからカゼなどで診てもらっている、内科のかかりつけ医がいるなら第一に相談してください。疑われる病気に応じて適切な診療科を紹介してもらえます。

かかりつけ医がいなければ、自分で診療科を選ぶことになります。回転性めまいの場合は内耳《ないじ》に異常がある可能性が高いので、**「耳鼻咽喉《いんこう》科」**を受診します。フワフワした感じがするＰＰＰＤ（持続性知覚性姿勢誘発めまい）や、加齢でふらつく高齢めまいの場合も耳鼻咽喉科を受診すればいいでしょう。脳の病気が疑われる場合は**「脳神経外科」「脳神経内科」**を受診してください。

めまい・ふらつきの診察・検査の流れは、左ジペーのフローチャートのとおりです。最初に問診をしてからさまざまな検査を行います。

めまい・ふらつきの診察・検査の流れ

問診を行う

↓

血圧測定・血液検査を行う

↓

眼振検査・身体検査・聴覚検査を行う

↓

レントゲン検査を行う

↓

小脳・大脳の病気が疑われる場合は、MRI検査、
CT検査を実施する

↓

特定した原因疾患の治療を行う

↓

※検査の詳細は、32ページの
一覧表を参照。

問診では、どのようなめまいを感じるのか、いつ発症したか、頻度・回数はどれくらいか、ほかに症状はないかといったことを確かめます。

そのうえで必要な検査を行いますが、中でも重要なのは**眼振検査**です。めまいがするときは眼球が動き、その動き方で内耳の異常か、脳の異常かを判断できます。

脳の病気が疑われる場合は、**MRI（磁気共鳴断層撮影）検査**や**CT（コンピューター断層撮影）検査**を実施する必要があります。脳血管に異常はないか、脳腫《しゅ》瘍《よう》が生じていないか、といったことを検査画像で確かめることが肝心です。

めまい・ふらつきの主な検査一覧

血圧測定	低血圧、高血圧の人はめまいが起こりやすいため、血圧を測って確認する。
血液検査	採血して貧血、白血病、糖尿病、梅毒など、めまいの症状が現れる病気ではないかを確認する。
眼振検査① （フレンツェル眼鏡、CCDカメラ）	患者さんの目を拡大する特殊なゴーグル（フレンツェル眼鏡、CCDカメラ）を用い、眼振の有無を確認する検査法。水平方向の眼振があれば内耳の異常、垂直方向の眼振があれば脳の異常が疑われる。
眼振検査② （電気眼振図検査）	眼振を電気的にとらえて記録する検査法。左右、上下を見たとき、目を覆ったとき、目を閉じたときの状態で眼振の有無を記録する。
身体の平衡検査 （重心動揺検査）	特殊な検出台の上に立ち、目を開けたり、閉じたりしたときの直立姿勢に現れる重心の動揺を、自動的に記録、分析する検査法。
聴覚の検査① （オージーメーター検査）	オージーメーターという機器を使い、ヘッドホンから音が聞こえたときにボタンを押す検査法。高音、低音がどれだけ聞こえるかを確認する。
聴覚の検査② （ABR検査）	脳波を調べ、音に対する反応（聴性脳幹反応）をコンピューターで解析する検査法。記録された波形から異常のある部位がわかる。
レントゲン検査	耳や首をレントゲン撮影し、骨や筋肉、血管に異常がないかを確認する。
MRI検査	磁気共鳴断層撮影（MRI）で、脳血管障害や脳腫瘍が生じていないかを確認する。
CT検査	コンピューター断層撮影（CT）で、脳血管障害や脳腫瘍が生じていないかを確認する。
温度刺激検査	耳の中に冷たい空気を入れる検査。内耳の病気の場合、めまいが消失、あるいは軽快する。
v-HIT（三半規管機能検査）、 VEMP（耳石器機能検査）	三半規管や耳石器の機能を評価する検査。この2つの検査は専門施設でのみ施行できる。

第2章

頭を動かすと目がグルグル回る回転性めまい「BPPV」は三半規管に入り込んだ耳石をもとの位置に戻す「耳石戻し体操」でよくなると評判

新井基洋　横浜市立みなと赤十字病院めまい平衡神経科部長

回転性めまいの多くは良性発作性頭位めまい症「BPPV」で、耳石器からはがれた耳石が三半規管に入り込むことで起こる

私たちが頭を動かしたときに、「うなずいた」「首が横に傾いた」と感じることができるのは、内耳《ないじ》の中にある**「耳石器《じせきき》」**という器官が頭の傾きを脳に知らせているからです。

この耳石器という器官は、実に巧妙に作られたセンサーで、わらび餅《もち》のようなゼラチン状の耳石膜の表面に、炭酸カルシウムでできた**たくさんの小さな耳石がくっついた構造**になっています（左ページの図参照）。例えば下を向いた場合、耳石が動いて耳石膜がたわみます。その刺激が耳石膜の下にある有毛細胞（感覚細胞）を通して脳に伝えられ、「下を向いた」と認識できるのです。

ところが、この**耳石がはがれ落ちて、三半規管にたくさん入り込んでしまう**ことがあります（20ページ参照）。これがBPPV**（良性発作性頭位めまい症）**という回転性めまいの原因となります。頭部のケガなどが原因の場合もありますが、その

耳石器のしくみと働き

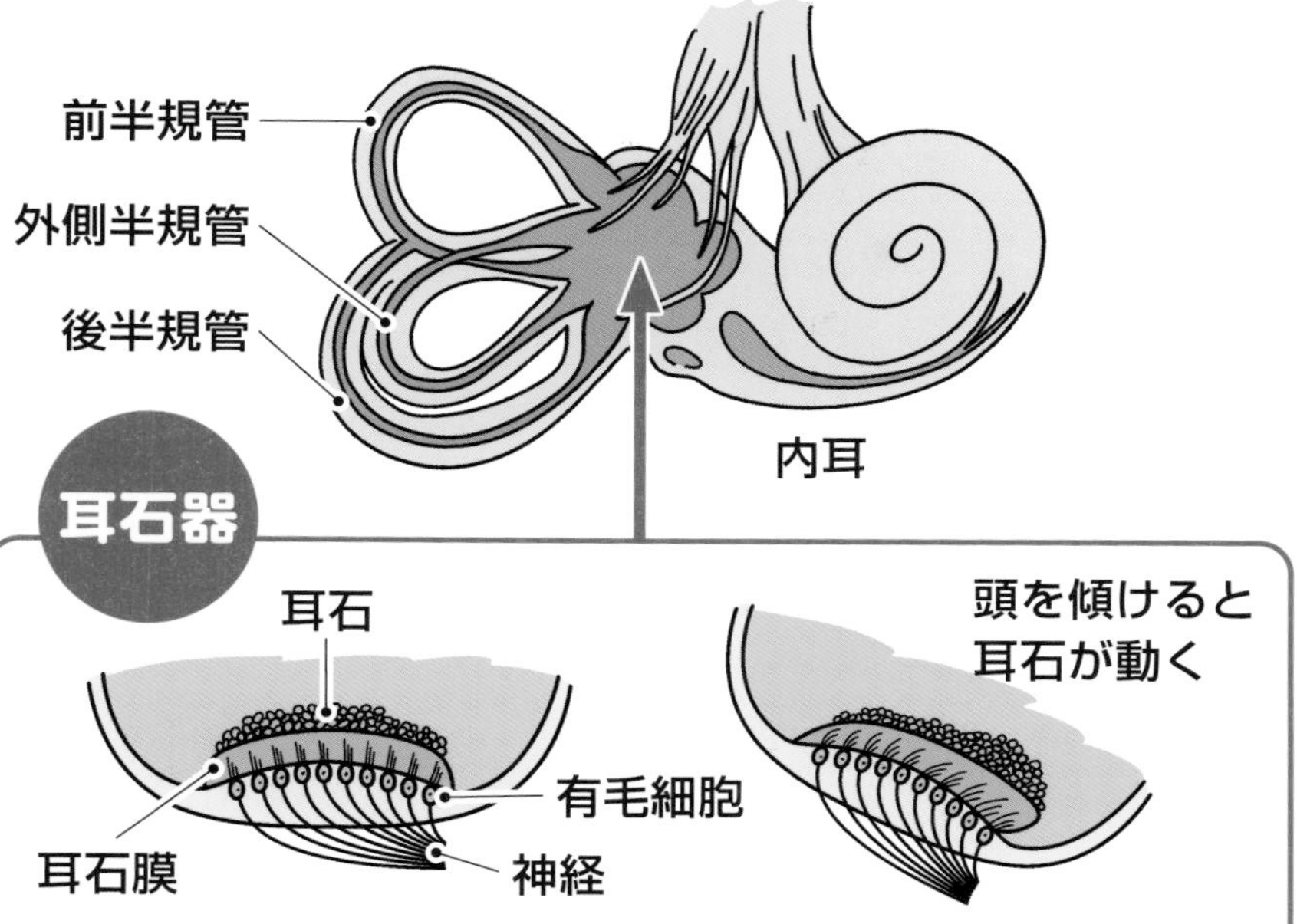

頭を動かすと耳石に加速度がかかり、耳石を支える耳石膜が引っぱられて変形。その動きを有毛細胞がとらえ、神経を通じて脳に伝えられる。

多くは加齢によるものです。**耳石器は50代から衰えはじめ、耳石がはがれやすくなります。**右耳の耳石がはがれる人のほうが多く（左耳の約1・4倍）、男性より女性のほうが1・5～2倍ほど罹《り》患《かん》率が高いといわれています。また、BPPVの発作は起床時や就寝時に起こることが多いのが特徴です。

なお、三半規管には**「後半規管」「外側半規管」「前半規管」**の3つがありますが、**耳石が入り込むのは形状的に後半規管が多く、BPPVの約9割を占めています。**

BPPVは三半規管に入り込んだ耳石をもとの位置に戻す「耳石戻し体操」で軽快し、行ったその場で効果が現れることが多い

内耳《ないじ》にある三半規管は、体の回転を感知する器官です。三半規管の中はリンパ液で満たされていて、頭を動かすとリンパ液の流れる速度や方向が変化します。その動きから水平方向や垂直方向の回転を感知し、神経を通して脳に伝わるようになっています。

耳石器《じせきき》からはがれ落ちた耳石が三半規管に入り込むと、こうしたセンサー機能に異常が生じて、目がグルグル回る回転性のめまい「BPPV」を発症します。ですから、**BPPVを治すには、この耳石を三半規管から追い出して、もとの位置に戻せばいいのです。**

三半規管に入った耳石をもとの位置に戻すには**「耳石戻し体操」**を行います。重力を利用して三半規管の中にある耳石を移動させる方法で、きちんと行えば効果は抜群。**体操を行ったその場でめまいが治まってしまう人がたくさんいます。**

耳石戻し体操は4種あり、左右の耳のどちらに原因があるかわからなければまず①「寝返り体操」を試せ

三半規管に入り込んだ耳石《じせき》を移動させてもとの位置に戻す体操は、誰でも行える基本的な「❶寝返り体操」（38ジペー）をはじめ、耳石の入り込んだ位置がわかっている人が行う「❷イプリ法」（40ジペー）、寝返り体操やイプリ法が効かなかった人が行う「❸首かしげトントン」（45ジペー）、小脳や耳、目、足裏も同時に鍛えてバランス感覚を養う「❹うなずき足踏み」（49ジペー）の4種類があります。

すでに病医院を受診して、左右どちらの耳に原因があるかわかっているなら、主治医とよく相談のうえ「❷イプリ法」を試してください（右耳が悪いなら右イプリ法、左耳が悪いなら左イプリ法）。どちら側が悪いかわからない場合は、「❶寝返り体操」を試してみるといいでしょう。

耳石戻し体操

❶ 寝返り体操
❷ イプリ法（左右）
❸ 首かしげトントン
❹ うなずき足踏み

耳石戻し体操① 寝返り体操

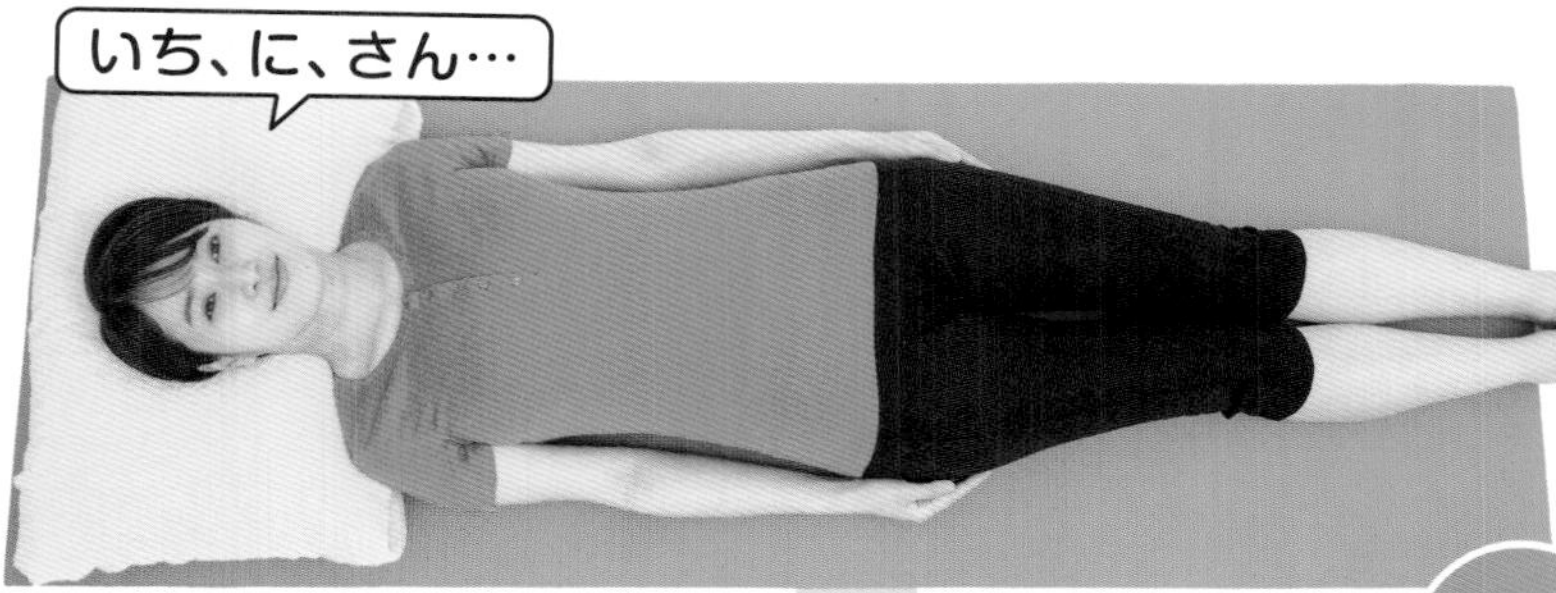

1 あおむけに寝る。大きな声でゆっくり
1から10まで数える。

10まで数える

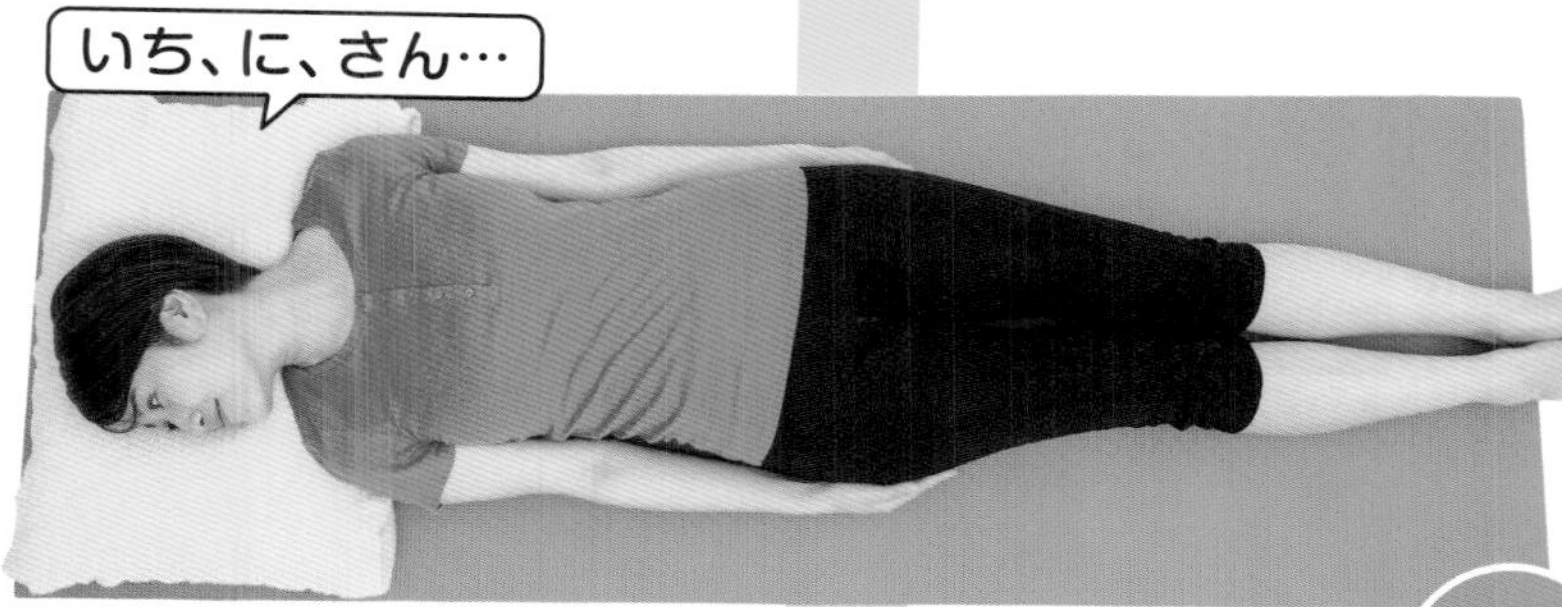

2 顔だけを右に向けて、大きな声でゆっくり
1から10まで数える。

10まで数える

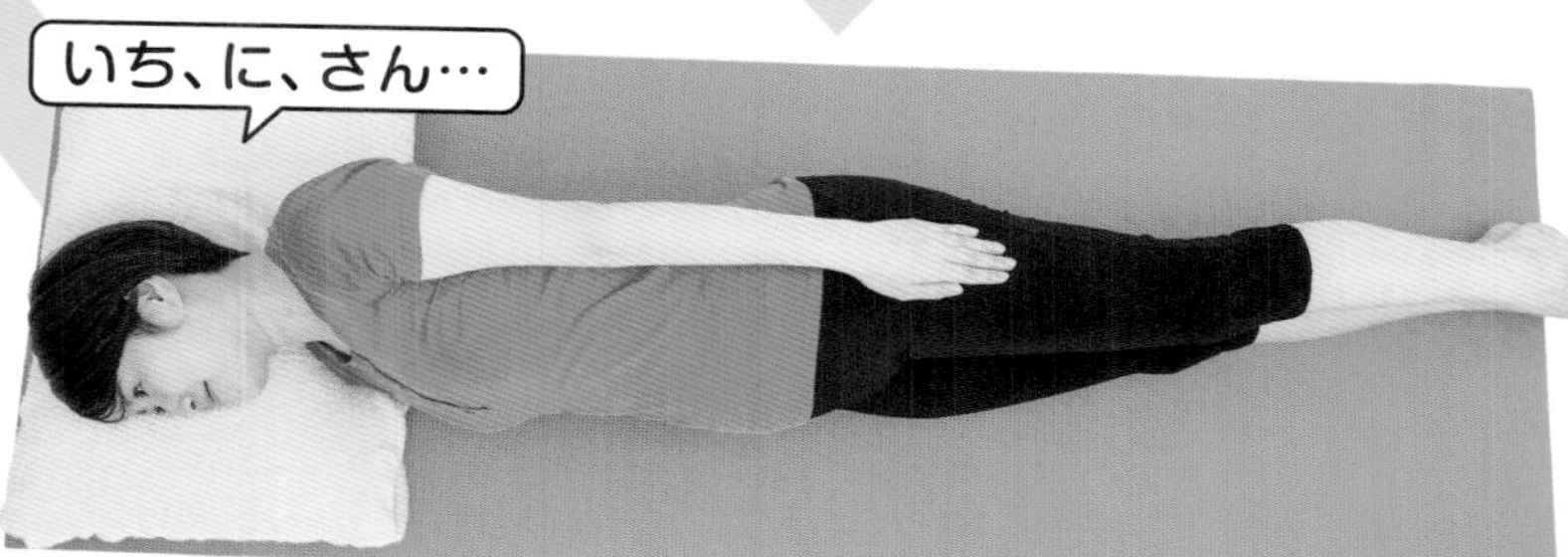

3 体全体を右に向けて、大きな声でゆっくり
1から10まで数える。

10まで数える

体操の効果
- 横になると起こる回転性のめまいが改善
- 左右どちらの耳に原因があるかわからない場合に有効

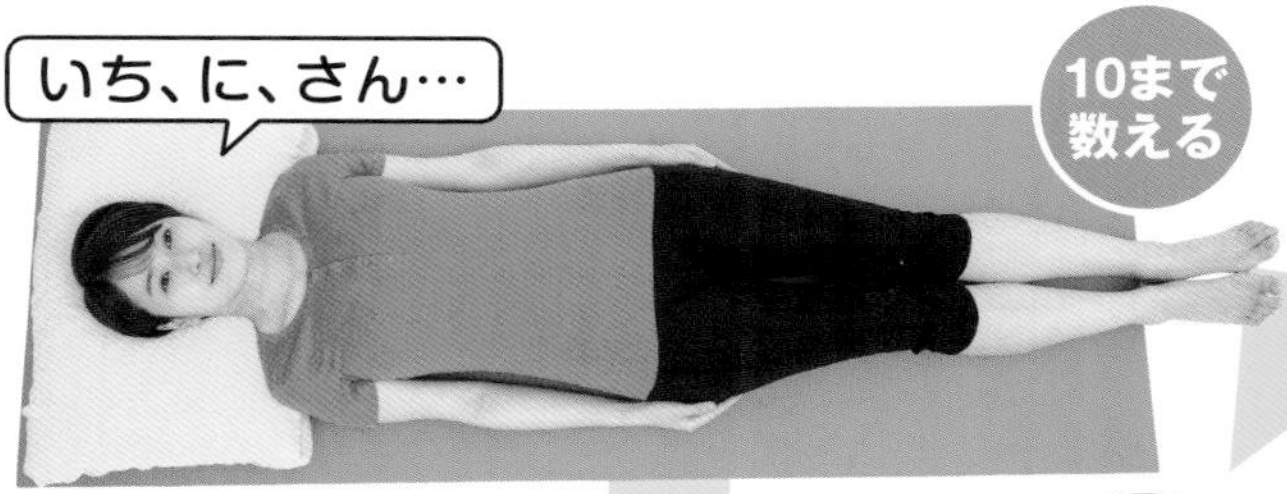

❹
❶の姿勢に戻り、大きな声でゆっくり1から10まで数える。

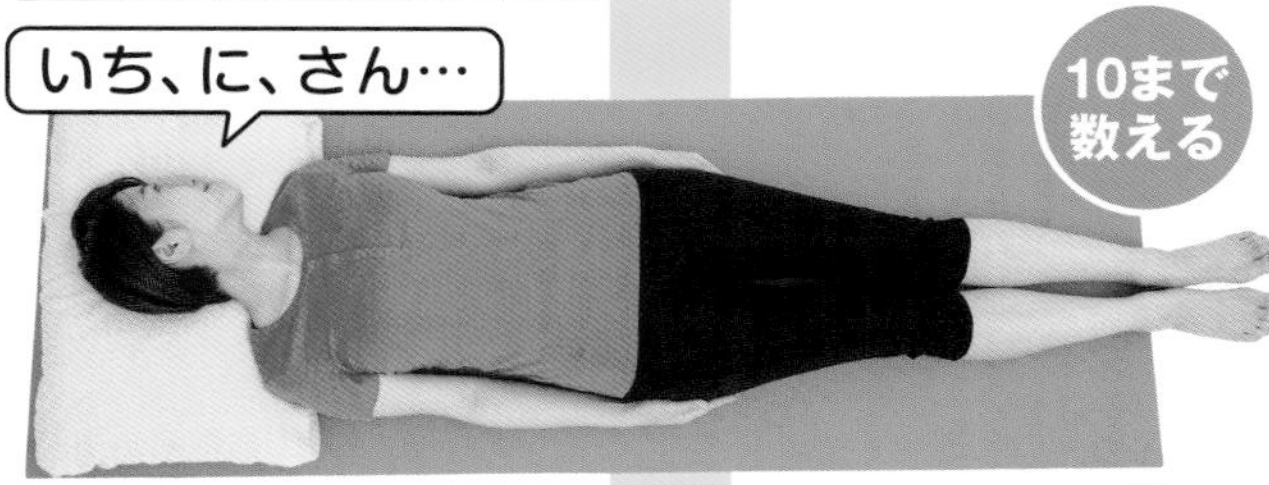

❺
顔だけ左に向けて、大きな声でゆっくり1から10まで数える。

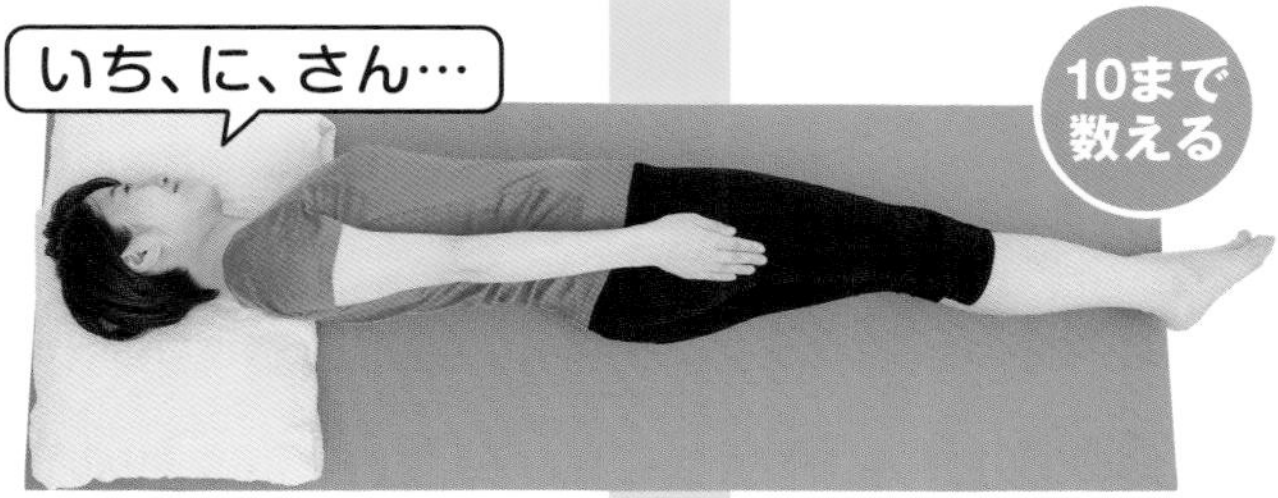

❻
体全体を左に向けて、大きな声でゆっくり1から10まで数える。

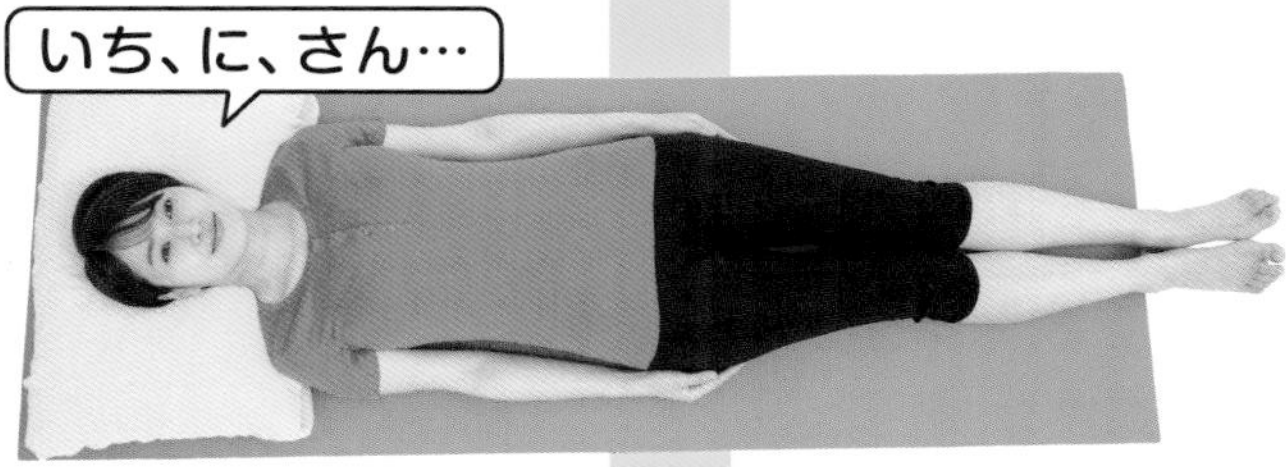

❼
❶の姿勢に戻る。

❶～❼を行って 1セット 1～2分
1日3セット行う

ポイント
- 必ず右から行う。
- 1日1回から始めて、慣れたら朝・昼・夜の3回に増やすといい。
- 首が悪い人は❷❺、腰の悪い人は❸❻を省略してもいい。

医師からBPPVと診断され耳石の位置がわかっているなら自分で行う②「イプリ法」が確実に効く

38ジペーで紹介した寝返り体操は、左右どちらの耳に異常があるかわからない場合に行う体操でしたが、**左右どちらの耳の三半規管に耳石《じせき》が入り込んでいるかが診断でわかっている場合には、「❷イプリ法」が最も効果の高い方法です**。というのも、イプリ法の複雑な動きは三半規管の形に合わせたものであり、重力を利用して耳石を耳石器まで的確に戻すことができるからです。

42ジペーで紹介している**「右イプリ法」**は、右耳の後半規管に耳石が入り込んでしまった場合の耳石戻し体操です。反対に、左耳の後半規管に耳石が入ってしまった場合には、44ジペーの**「左イプリ法」**を行います。右耳のほうがBPPVを発症しやすい（左耳の1・5倍）ので、右耳でのやり方を先に大きく紹介していますが、やり方は動きが左右対称な点を除けば同じです。どちらも、主治医とよく相談してから行ってください。

半規管結石症とクプラ結石症

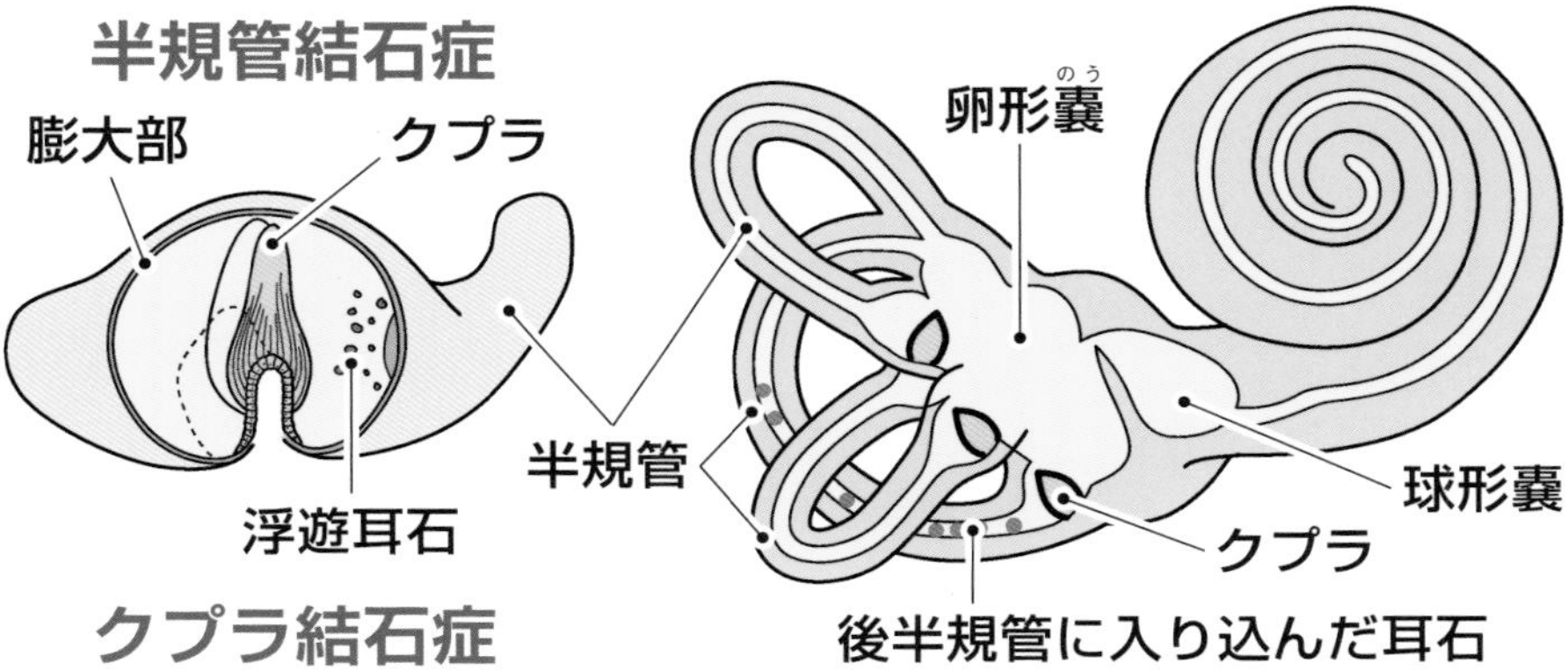

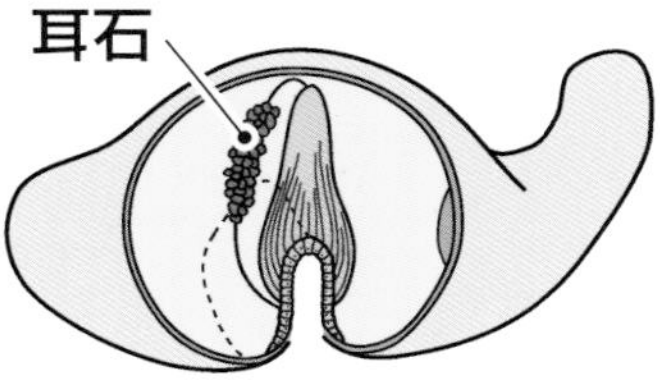

卵形嚢の耳石器からはがれ落ちた耳石（浮遊耳石）が半規管内に入り込んだ場合を「半規管結石症」、クプラに付着した場合を「クプラ結石症」と呼ぶ。クプラ結石症の場合は「首かしげトントン」も行うと効果的。

なお、耳石が三半規管の中に入り込んで起こるめまいを**「半規管結石症」**と呼びますが、これとは別に**「クプラ結石症」**というタイプもあります。クプラというのは3つの半規管の根本（膨大部）にあるゼラチン様の突起で、リンパ液の流れの変化から体の回転の方向や速度を感知します。この部分に耳石が付着して起こるめまいがクプラ結石症です。

耳石がクプラに付着してしまうと、イプリ法だけでは耳石がうまく移動しないことがあります。そのようなときは、次に紹介する**「首かしげトントン」**（45ページ参照）も試してみてください。

耳石戻し体操② 右イプリ法

良性発作性頭位めまい症（BPPV）で耳石が右耳の後半規管に入ったと診断され、医師の許可が下りた場合に行う体操。

右耳が悪い場合

1 両足を伸ばして座り、顔を右45度に向ける。

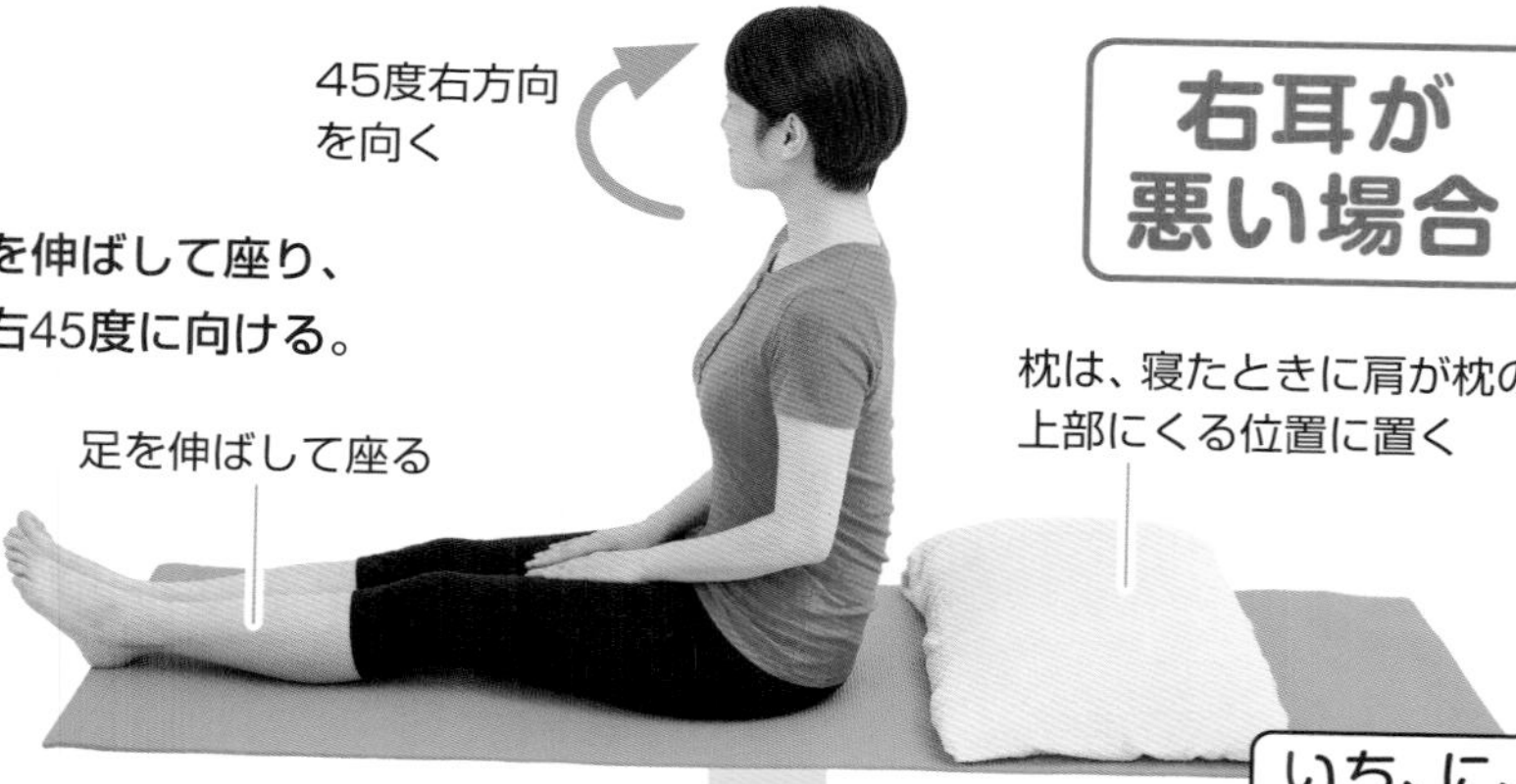
45度右方向を向く
足を伸ばして座る
枕は、寝たときに肩が枕の上部にくる位置に置く

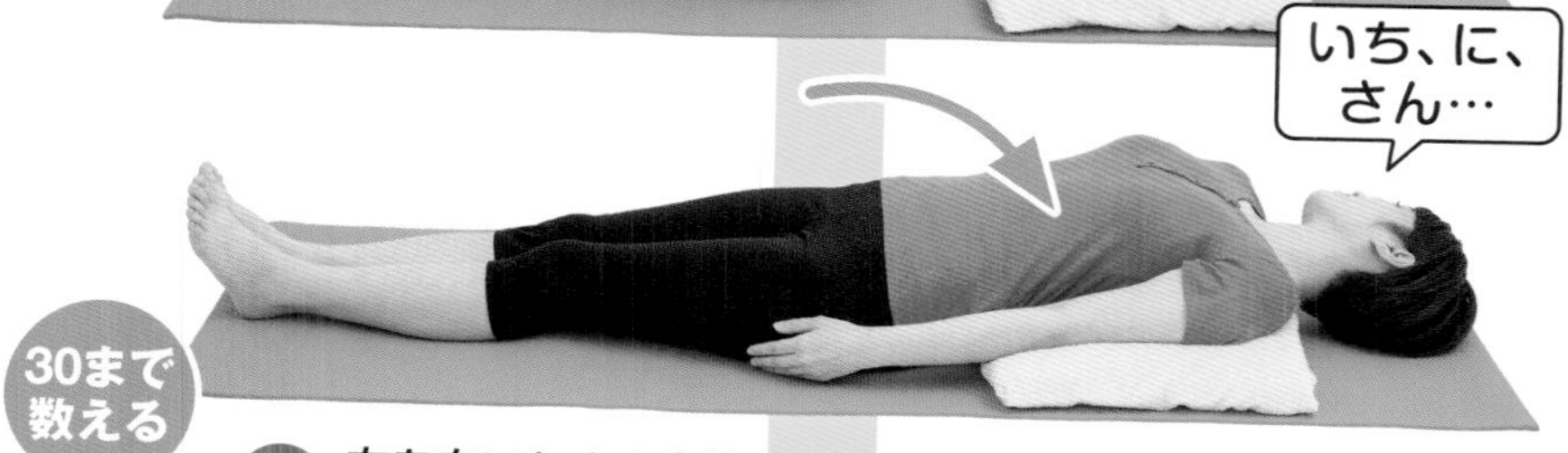

2 右を向いたまま上体を倒してあおむけに寝る。この状態で30秒数える。

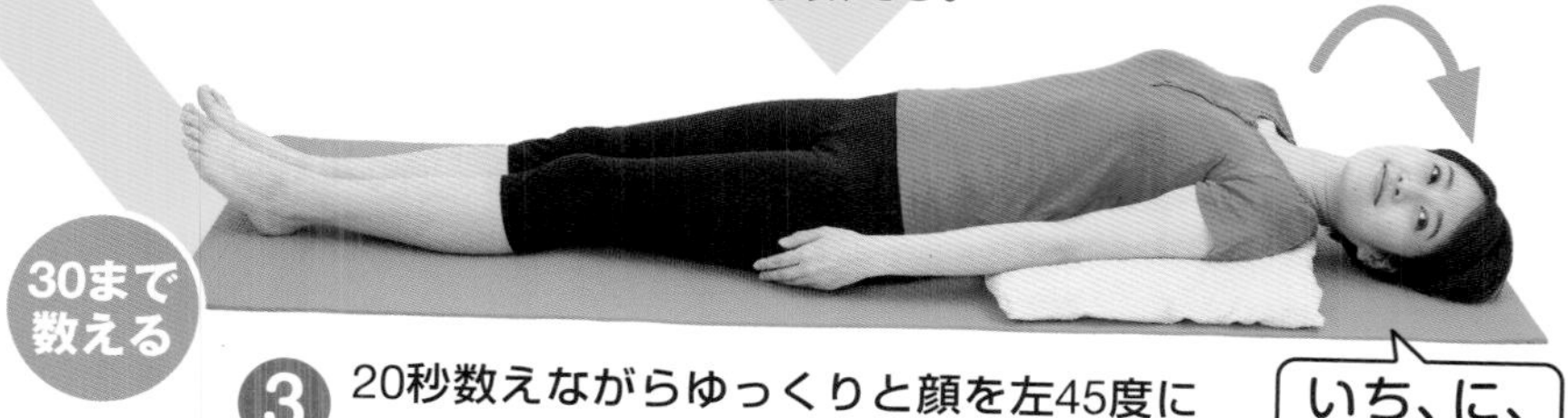
30まで数える
いち、に、さん…

3 20秒数えながらゆっくりと顔を左45度に向ける。この状態で30秒数える。

体操の効果
- 体を横に倒したときに目がグルグル回るめまいが改善
- 横になったときに頭がグワーンとするめまいが改善

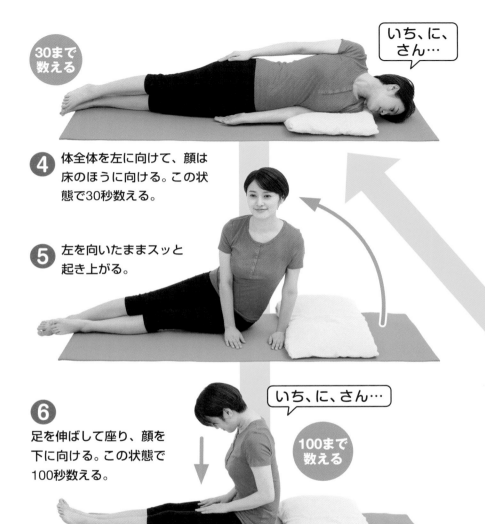

4 体全体を左に向けて、顔は床のほうに向ける。この状態で30秒数える。

5 左を向いたままスッと起き上がる。

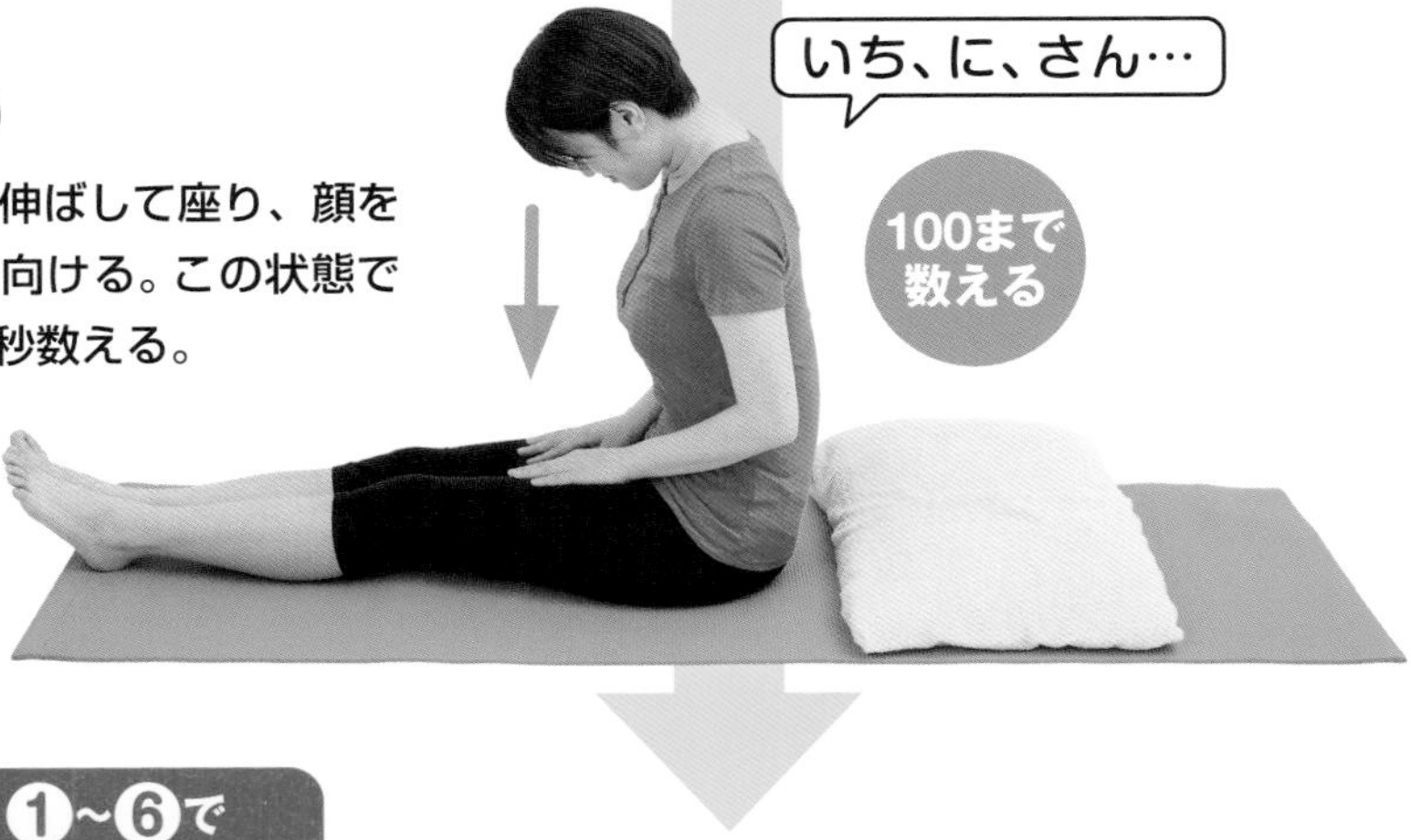

6 足を伸ばして座り、顔を下に向ける。この状態で100秒数える。

①~⑥で 1セット 約4分

1日3セット行う

ポイント
- 1日に1回寝る前に行い、週に最低4日行う。
- 首が悪い人は枕を外して行う。

耳石戻し体操② 左イプリ法

良性発作性頭位めまい症（BPPV）で耳石が左耳の後半規管に入ったと診断され、医師の許可が下りた場合に行う体操。

左耳が悪い場合

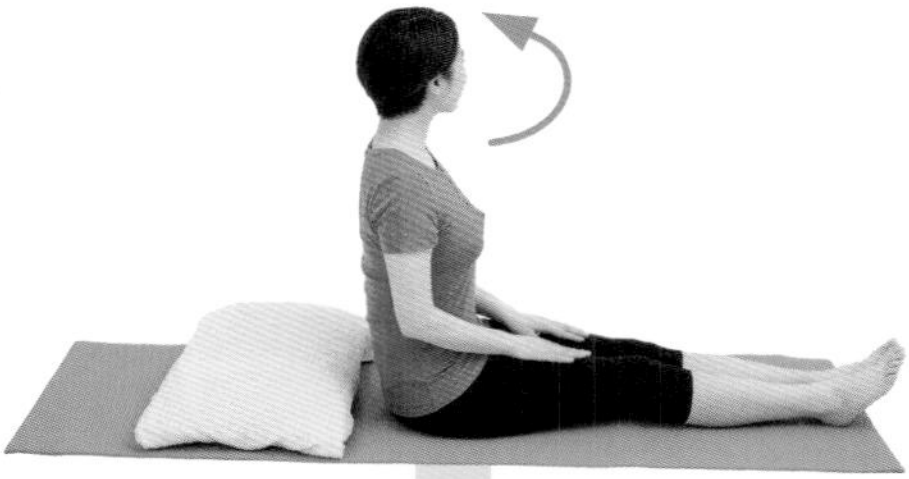

❶ 両足を伸ばして座り、顔を左45度に向ける。

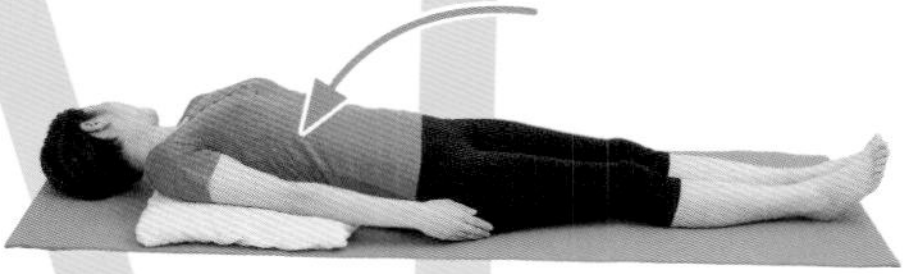

❷ 左を向いたまま上体を倒してあおむけに寝る。この状態で30秒数える。

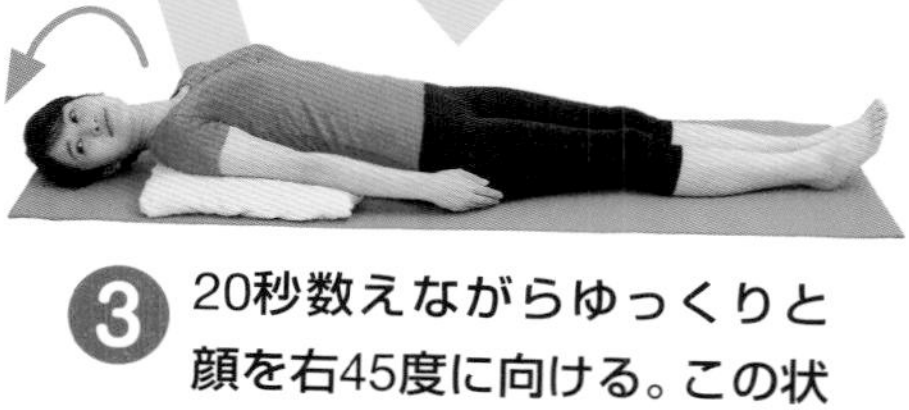

❸ 20秒数えながらゆっくりと顔を右45度に向ける。この状態で30秒数える。

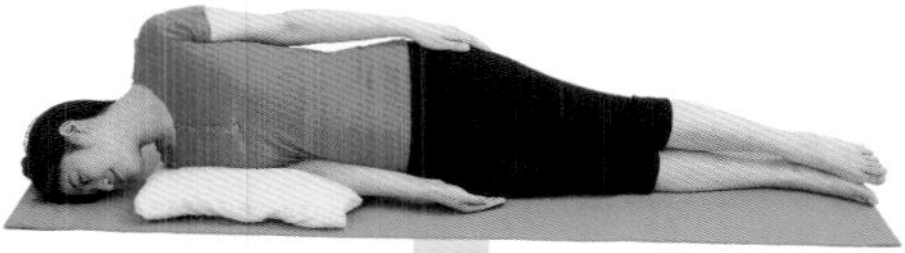

❹ 体全体を右に向けて、顔は床のほうに向ける。この状態で30秒数える。

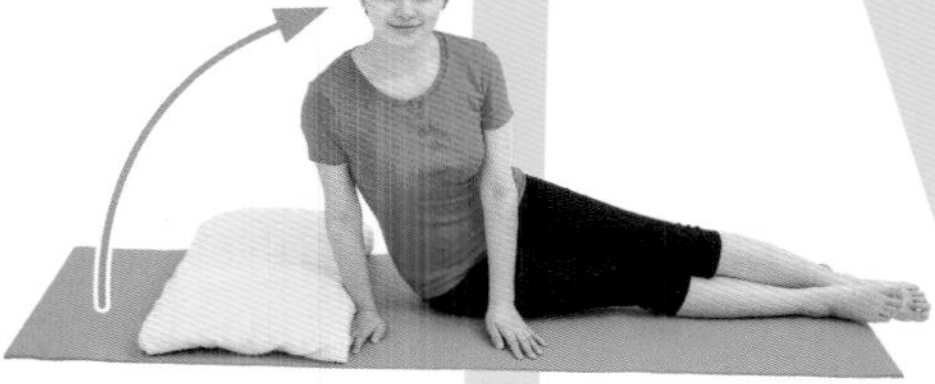

❺ 右を向いたままスッと起き上がる。

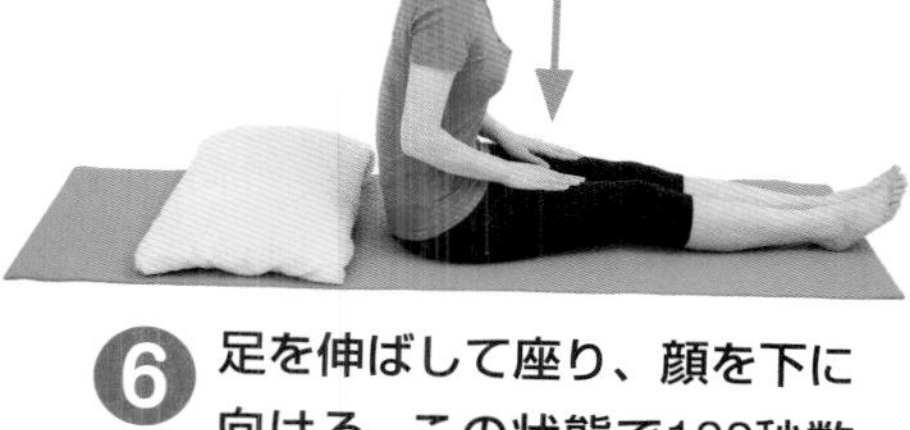

❻ 足を伸ばして座り、顔を下に向ける。この状態で100秒数える。

ポイント 左イプリ法は右イプリ法（42ページ）を左右逆の方向に変えて行う体操。キープする時間や行う回数などは右イプリ法と同じ。

イプリ法も効かなければ耳石が内耳のセンサーにくっついている可能性があり ③「首かしげトントン」で治る人が多い

40ページで紹介した**イプリ法**は、三半規管に入り込んだ耳石をもとの位置に戻すのに最適な体操で、「良性発作性頭位めまい症（BPPV）診療ガイドライン2023年版」では**推奨度A（＝行うよう強くすすめられる）**と最高の評価をされています。しかし、イプリ法は半規管結石症のタイプには特に有効ですが、クプラ結石症などでは十分な効果が得られないことがあります（41ページ参照）。もし、イプリ法を試してもすぐに十分な効果を得られなければ、**「首かしげトントン」**も行うことをおすすめします。

首かしげトントンは、体の回転などを感知するセンサーであるクプラに付着した耳石をふるい落として、めまいを改善する体操です。まずは、座って行う**「首かしげトントン（座位）」**（46ページ参照）を行い、慣れてきたら、さらに効力が高い**「首かしげトントン（立位）」**（48ページ参照）も行うといいでしょう。

耳石戻し体操③ 首かしげトントン（座位）

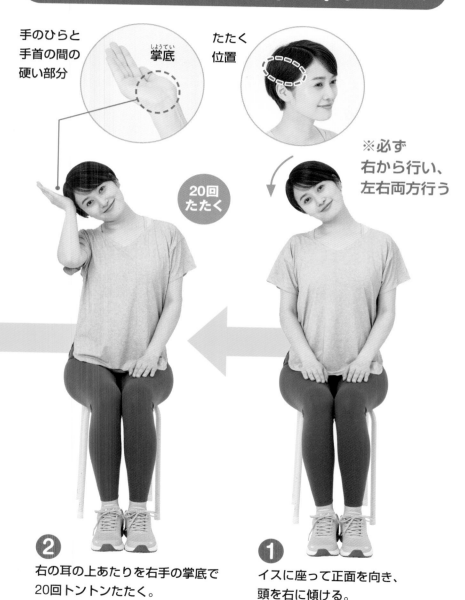

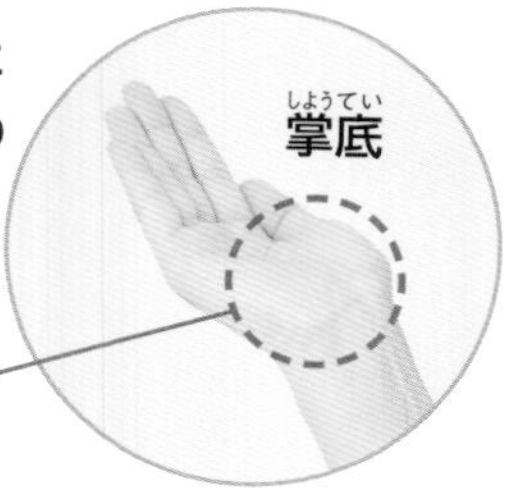

※必ず
右から行い、
左右両方行う

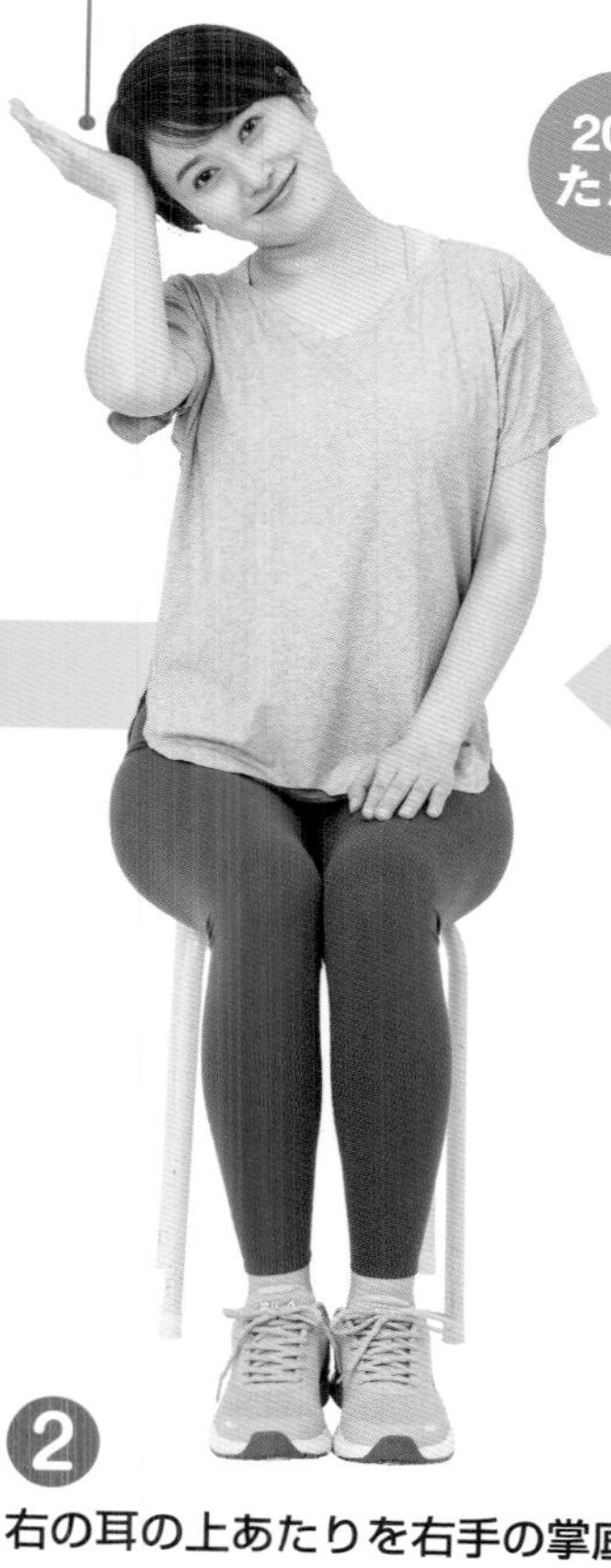

20回
たたく

1

イスに座って正面を向き、
頭を右に傾ける。

2

右の耳の上あたりを右手の掌底で
20回トントンたたく。

体操の効果

- 寝返りをうつと起こるめまいや ベッドから起き上がったときに起こるめまいが改善
- 上を向いたときに目がグルグル回るめまいが改善

※寝返り体操（38㌻）やイプリ法（42㌻）が効かない場合に行う

❶〜❹で 1セット 1分

1日3セット行う

ポイント

- どちらか一方の耳が悪くても、必ず左右両方行う。
- プールの後の水抜き（耳の中に入った水を抜く）のイメージで行う。

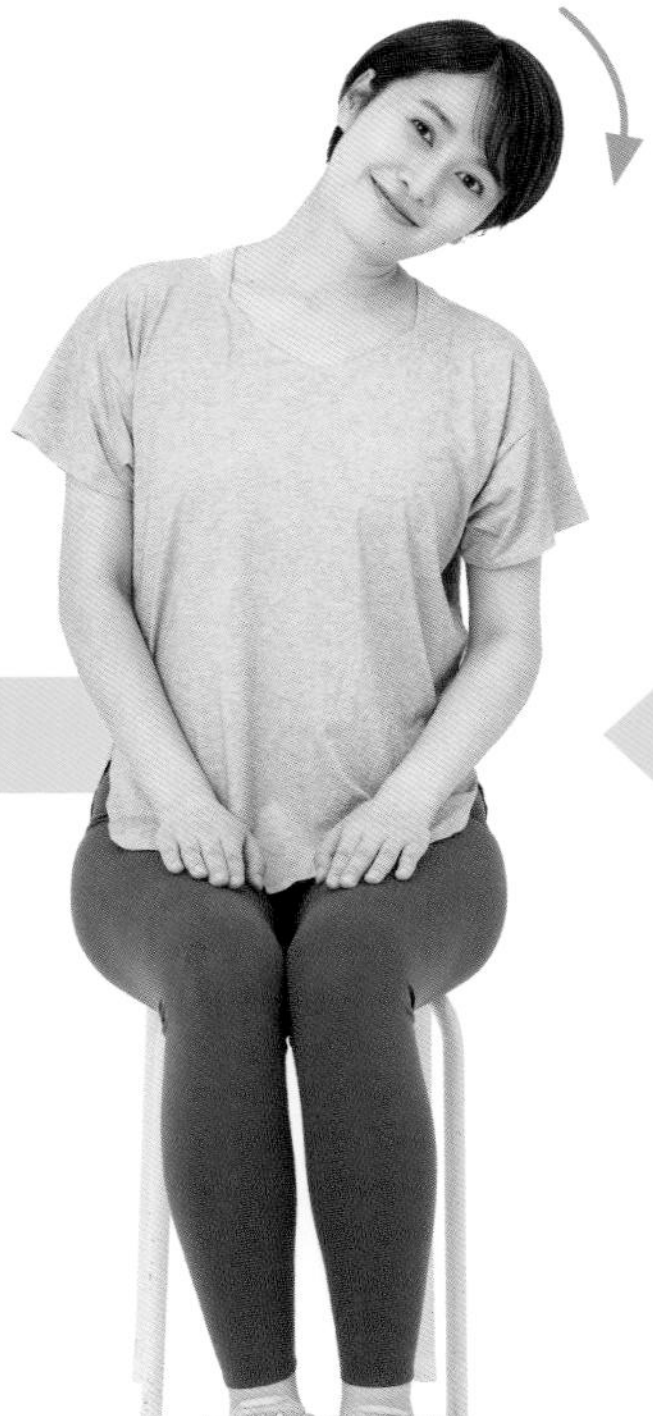

❸

頭をまっすぐに戻して呼吸を整える。次に、頭を左に傾ける。

20回たたく

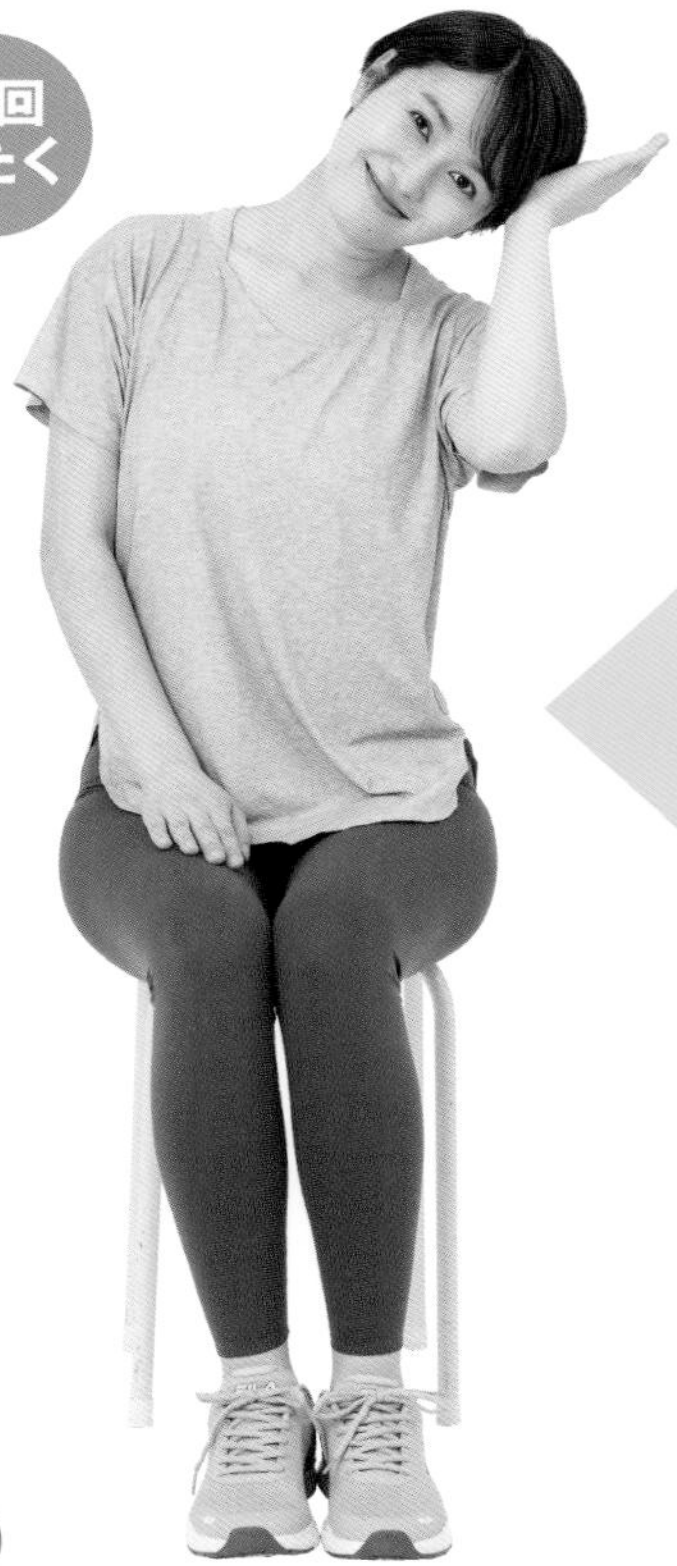

❹

左の耳の上あたりを左手の掌底で20回トントンたたく。

耳石戻し体操③ 首かしげトントン（立位）

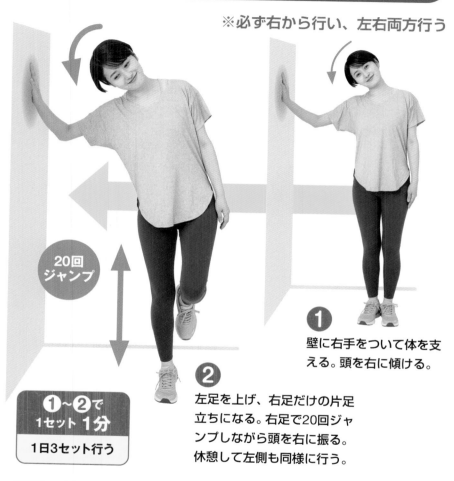

※必ず右から行い、左右両方行う

1

壁に右手をついて体を支える。頭を右に傾ける。

2

左足を上げ、右足だけの片足立ちになる。右足で20回ジャンプしながら頭を右に振る。休憩して左側も同様に行う。

1〜2で 1セット 1分

1日3セット行う

ポイント
- どちらか一方の耳が悪くても、必ず左右両方行う。
- プールの後の水抜き（耳の中に入った水を抜く）のイメージで行う。
- 腰やひざが痛む人は、46㌻の座位のみでもかまわない。

体操の効果
- 首かしげトントン（座位）の効力アップ法

●近畿大学医学部耳鼻咽喉・頭頸部外科学・山中敏彰教授考案

BPPVのめまいを防ぐには平衡感覚を鍛える体操も重要で、耳石器や足の裏を刺激する④「うなずき足踏み」が有効

左右どちらかの耳に異常が起こると、正常なほうの耳の感覚とのズレが生じてきます。**体のバランスは、耳（前庭覚《ぜんてい》）、目（視覚）、足裏（体性感覚）からの情報が小脳に送られ、大脳が調整することで維持されていますが、BPPVで耳石《じせき》が耳石器にうまく戻らないとバランス情報に左右差が生じて脳が混乱し、めまいやふらつきが起こります**。このような左右差から生じる脳の混乱は、**薬ではほとんど治すことができません**。これを改善するには、左右でズレてしまった情報を脳にくり返しインプットして、脳が左右差を修正してバランスを取れるように働きかけるのが一番です。その最も有効な方法がリハビリなのです。

BPPVのリハビリには**「うなずき足踏み」**（50ページ参照）がおすすめです。このリハビリは、**足踏みをしながら頭や目を動かすことで視覚と体性感覚が養われ、低下した耳のバランス感覚を目、足裏、脳でカバーできるようになります**。

耳石戻し体操④ うなずき足踏み

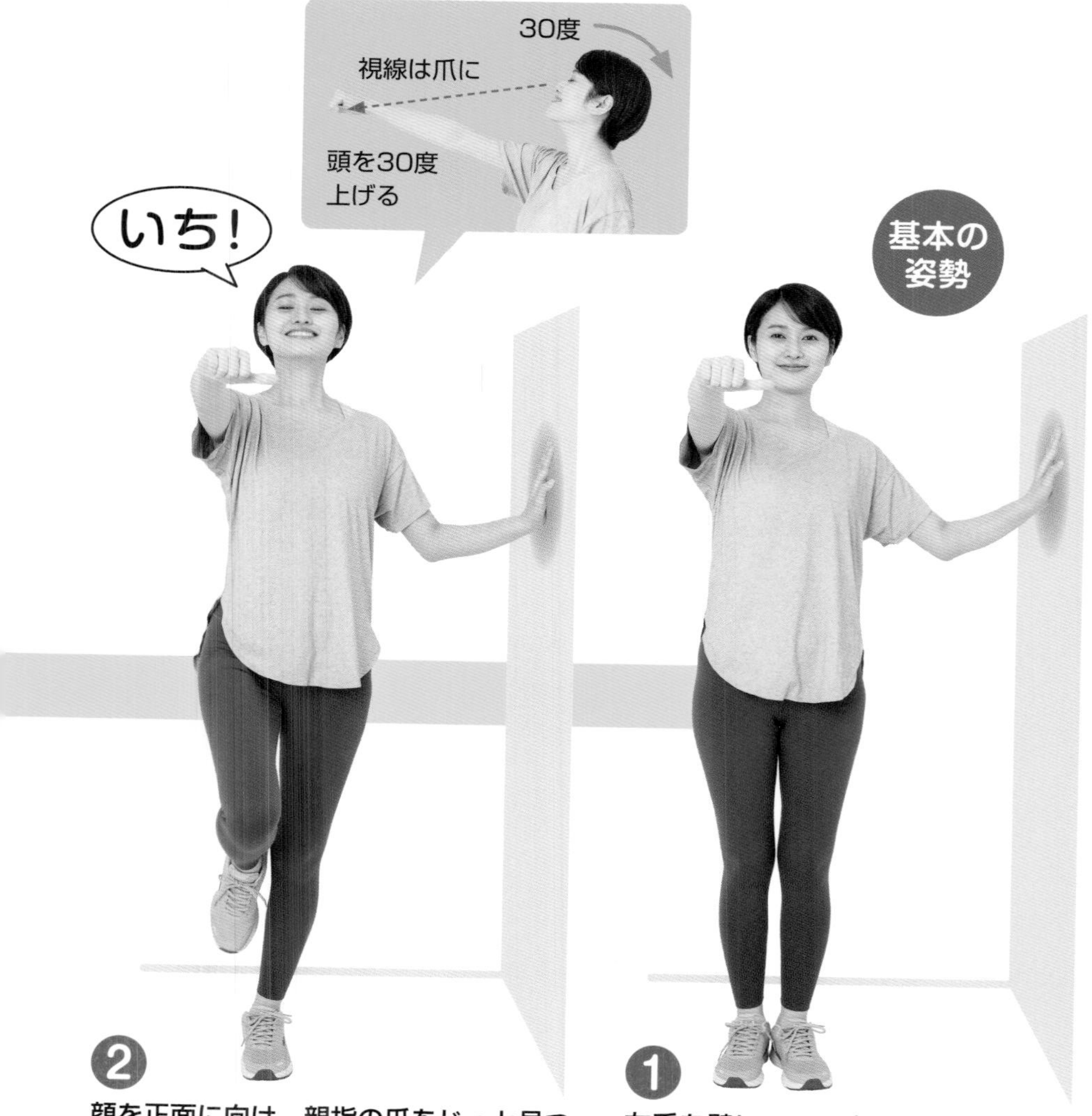
30度
視線は爪に
頭を30度
上げる
いち！
基本の
姿勢

①

左手を壁について立つ。軽く握った右手を肩から水平に前に伸ばし、親指を立てて横に向ける（基本の姿勢）。

②

顔を正面に向け、親指の爪をじっと見つめながら足踏みをする。足踏みと同時に、親指の爪を見つめたまま、大きな声で「いち！」といって頭を30度上げる。

体操の効果

- 洗濯物を干すときや髪を洗うとき、靴を履くときなどに起こるめまいが改善
- 歩行時に空や足元を見たときに起こるめまいが改善

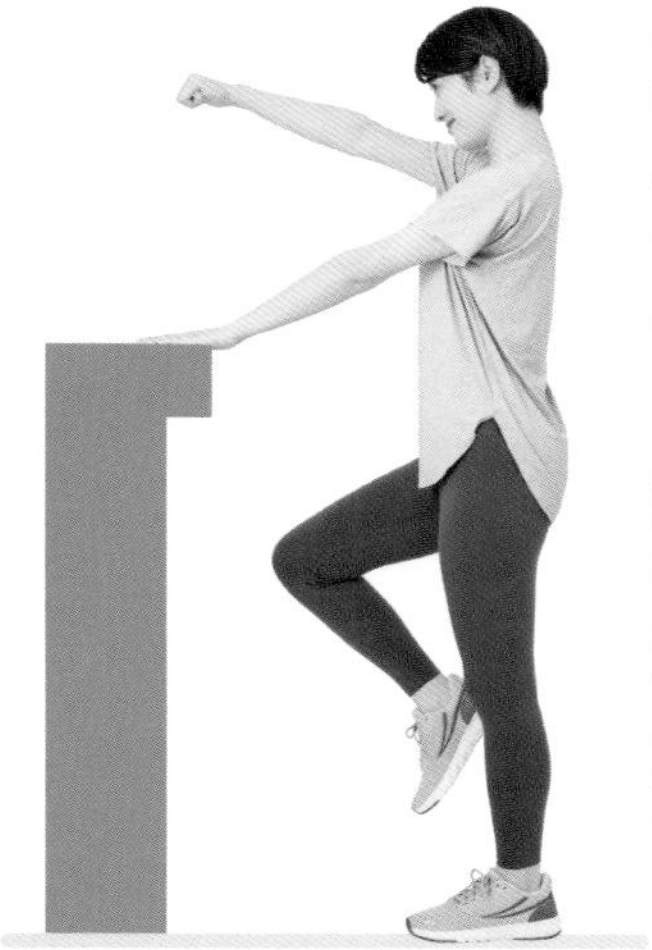

●体がふらつく人は机につかまる

壁につかまるだけだと体が安定しない人は、片手で机につかまって行うようにする。

①〜④で 1セット 1分

1日3セット行う

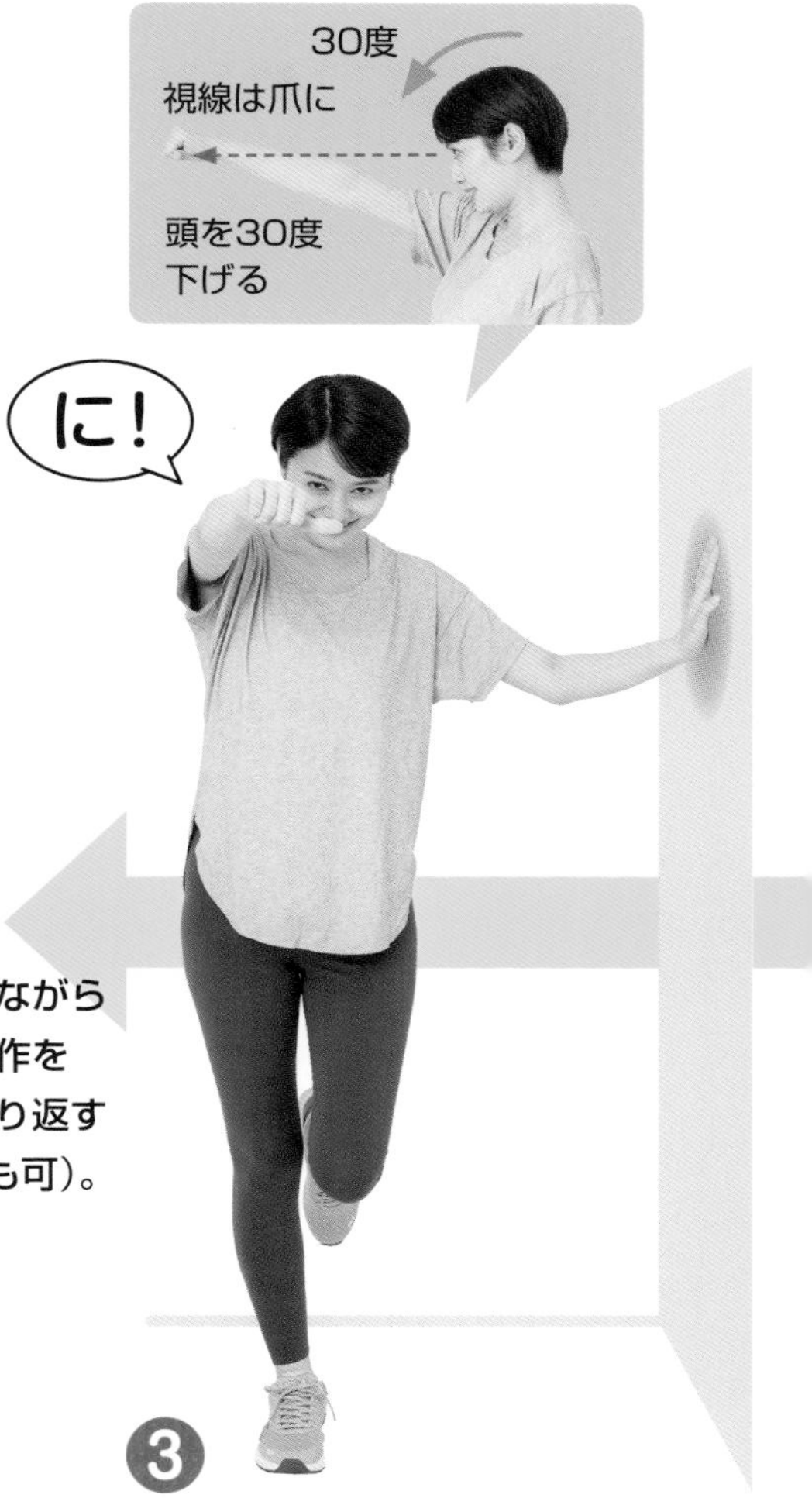

④
足踏みしながら❷❸の動作を1分間くり返す（30秒でも可）。

③
次に、親指の爪を見つめたまま、大きな声で「に！」といって頭を30度下げる。

ポイント

- 視線が親指の爪から離れないように注意する。
- 頭の動きと足の動きは連動しなくてもいい。
- 続けて行うのがつらいときは無理をせず、途中で休みを入れるようにする。

体験談

枕に頭をちょっと乗せたり寝返りを打ったりするだけで起こるめまいが耳石戻し体操をやったその場で治り、ふらつきも解消

佐々木和男《ささきかずお》さん（仮名・58歳）

私が初めてめまいを経験したのは、2021年の6月の後半でした。そのときのめまいはかなりひどく、**目がグルグル回って立っていられない**ほどでした。

初めは寝たり起きたりするときにめまいが起こっていましたが、しだいに症状がひどくなり、頭を枕に乗せて動かさない状態でもクラクラするようになりました。さらに、**寝ている間も、寝返りを打つたびに頭がグワングワンするめまいが起こる**ので、ゆっくり休むことができず、睡眠不足で日中の仕事にも支障をきたすようになってきました。

たまらず私は近所の耳鼻咽喉《いんこう》科を受診し、めまいの症状を抑える薬を処方してもらいましたが、めまいはいっこうによくなりませんでした。すると先生が、めまいのリハビリにくわしい先生がいるからと、紹介状を書いてくれました。それが横浜市立みなと赤十字病院の新井《あらい》基洋《もとひろ》先生でした。

新井先生の診察の結果、私は**左耳の耳石がはがれていて、それが原因でめまいが起こっている**ことがわかりました。**良**

性発作性頭位めまい症（BPPV）という病気だそうです。病名がわかり、「体操をすると治ります」といわれたことで、ほっとしました。

耳石をもとの位置へ戻す「耳石戻し体操」の指導を受けると、なんとその場でめまいが治まりビックリしました。そして、自宅で体操を始めて3日目には、ほとんどめまいが起こらず、**横になっても寝返りを打っても頭がクラクラすることがなくなった**のです。**ぐっすり眠れる**ようになって仕事もはかどるようになりました。

先生からは、「せっかくよくなっても油断をすると再発する可能性がある」といわれたので、今でも体操を続けています。

私の場合は、「イプリ法」「寝返り体操」を毎日最低1回は行うようにしています。「やってみて不得意な体操ほど、やり続ければ高い効果が得られますよ」といわれたので**「うなずき足踏み」**も取り入れるようにしています。こうした毎日の努力の甲斐《かい》もあって、**今では、めまいでふらつくことなく、旅行や映画を楽しめるようになりました。**

新井先生のコメント

佐々木さんのようなBPPVでは、耳石戻し体操が驚くほど効果を発揮することがあります。BPPVは再発することが多いので、体操をしっかり覚えて、できるだけ頻繁に行うようにするといいでしょう。

体験談

横たわると頭が「グワーン」として天井がグルグル回りだすBPPVの発作が耳石戻し体操をやったら翌日には治り再発もなし

金城梅子《かねしろうめこ》さん（仮名・68歳）

2年前のある晩のことです。私が**布団に横たわろうとしたら頭が「グワーン」として天井がグルグル回りだし、気分が悪くなって嘔吐《おうと》しそうになりました。**近所の病院を受診したところメニエール病と診断され、めまいを抑える薬を処方されました。

ところが2週間たっても症状が治まらないので、仕事仲間に相談すると、「めまいならいい先生がいるわよ」と、横浜市立みなと赤十字病院の新井《あらい》基洋《もとひろ》先生のことを教えてくれました。

診断は、メニエール病ではなく**BPPV**という病気でした。薬よりも体操が効果的だといわれ、**「イプリ法」**という体操を教わりました。

すると翌日、毎朝起床時に悩まされていためまいが起こらず、「えっ、治ったの？」と驚きました。それ以来ずっと体操を続けているためか、**めまいは一度も起こっていません。**

新井先生のコメント

金城さんのように、一度の体操で耳石が戻り、その後も体操を続けることで再発を免れている患者さんもたくさんいます。

第3章

歩くときなどにフワフワ感や不安定感の発作に襲われる新型の慢性めまい「PPPD」や「メニエール病」「片頭痛性めまい」も軽快する1分体操「平衡機能リハビリ」

新井基洋　横浜市立みなと赤十字病院めまい平衡神経科部長

慢性のフワフワめまい「PPPD」は「急に立ち上がる」「陳列棚を眺める」などの動作で起こり、ストレスや疲労で悪化

めまいというと、目がグルグル回る症状がよく知られていますが、これは「回転性めまい」といって主に内耳《ないじ》（前庭器《ぜんていき》）の異常で起こり、メニエール病や良性発作性頭位めまい症（BPPV）など、原因疾患を特定しやすいタイプです。

これとは別に、**雲の上を歩いているようなフワフワとした状態が3ヵ月以上も続く慢性的なめまい**もあります。これは最近学会で定義された**「持続性知覚性姿勢誘発めまい（PPPD）」**と呼ばれる病気で、これまで原因不明とされてきためまいの多くが、実はPPPDだった可能性があるといわれています。

PPPDの大きな特徴は、姿勢を変えたり、動くものや複雑なパターンのものを見たりすると症状が悪化することです。

例えば、「急に立ち上がる」「電車やバスなどに乗る」「エスカレーターに乗る」などの**体の動き**、「スーパーの陳列棚を眺める」「激しい動きのある映画を見る」「スマートフォンの画面をスクロールさ

PPPDの発作が起こりやすい状況

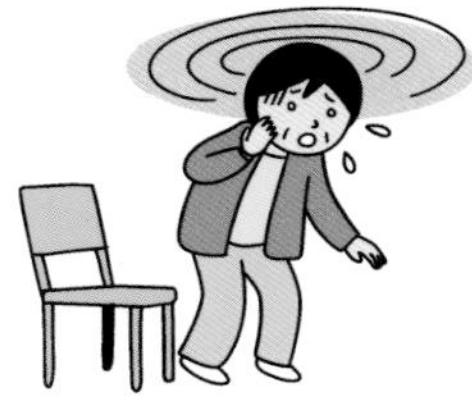

急に立ったり歩いたりするとめまいがする

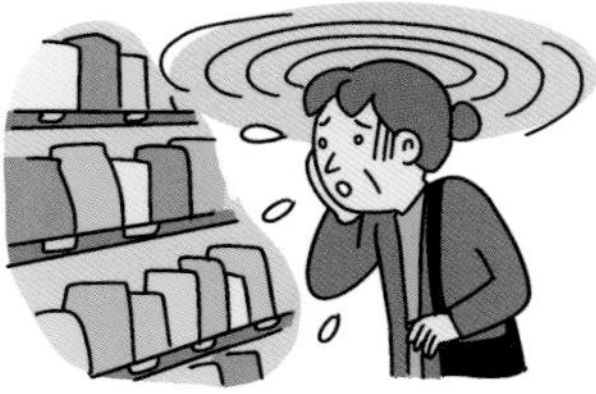

陳列棚や複雑な模様を眺めるとめまいがする

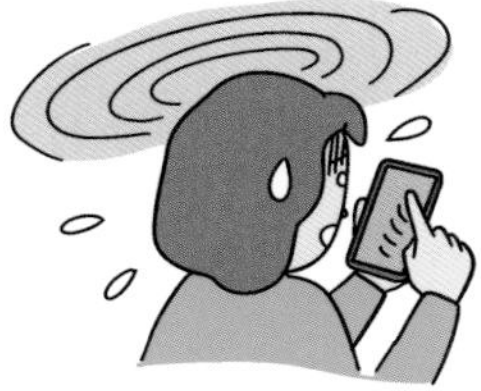

激しい動きのある画面などを見るとめまいがする

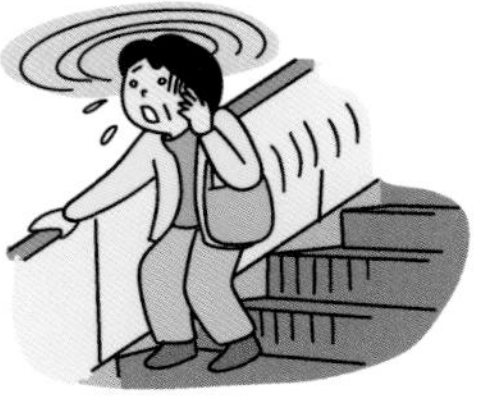

車やエスカレーターなどに乗るとめまいがする

せる」「新聞の細かい字を見る」などの**視覚刺激**が引き金となって、症状が悪化するのです。そのため、外出を控えて引きこもってしまう患者さんも多い悩ましい病気です。また、**ストレスや心理的要因、疲労なども悪化の原因となります。**

PPPDの治療は、**「リハビリ」「抗うつ薬」「認知行動療法」**（70ページ参照）の3つが基本です。特に、姿勢や視線の動きが大きく影響する病気のため、治療には体操によるリハビリが欠かせません。おすすめの体操は、目（視覚）や足裏（体性感覚）を刺激してフワフワ感を解消する**「平衡《へいこう》機能リハビリ」**です。この章では、そのやり方についてくわしく説明しましょう。

PPPDの解消には「平衡機能リハビリ」の4つの体操が有効で、まずは頭を3方向に回す①「3D頭ゆらし」を行い目と耳の反射を鍛えよ

PPPDは、体がフワフワして地に足がついていない感覚になる**「浮動性めまい」**が特徴です。ではなぜ、こうしためまいが起こるのでしょうか。実は、PPPDにはまだ不明な部分もあるのですが、バランスを保つための感覚器と脳の連携になんらかの異常が生じていることは間違いありません。

私たちが姿勢を保ちながらまっすぐに歩けるのは、耳（前《ぜん》庭《てい》感覚）、目（視覚）、足裏（体性感覚）の3つの感覚と脳との調和がピッタリと取れているからです。ところが、**耳・目・足裏・脳のどれかに異常が生じると、情報が混乱して調和が取れず、フワフワしたようなめまいが起こる**のだと考えられます。

こうしためまいを解消するのにおすすめの体操が、感覚器

平衡機能リハビリ

- **❶ 3D頭ゆらし**
  「首振り」「首かしげ」「うなずき」の3方向
- **❷ 1分足踏み**
- **❸ ハーフターン**
- **❹ 首振り足踏み**

と脳へ刺激を与えることでバランス機能を鍛え、平衡《へいこう》感覚を取り戻す**「平衡機能リハビリ」**です。

平衡機能リハビリは、**❶「3D頭ゆらし」❷「1分足踏み」❸「ハーフターン」❹「首振り足踏み」**の4種類の体操で構成されています。この中で、まず行ってもらいたいのが「3D頭ゆらし」です。

3D頭ゆらしの3Dとは「立体的」という意味で、**首振り、首かしげ、うなずきの3方向に頭を動かす**のが特徴です。具体的には、腕を前方に伸ばして親指を立て、その爪の部分に視線を固定して、頭を左右に振る（首振り）、左右に倒す（首かしげ）、上下に動かす（うなずき）と3方向に頭を動かす体操で、それぞれ1分ずつ行います。

くわしいやり方は、次ページからの図解を参照してください。

3D頭ゆらしの動き

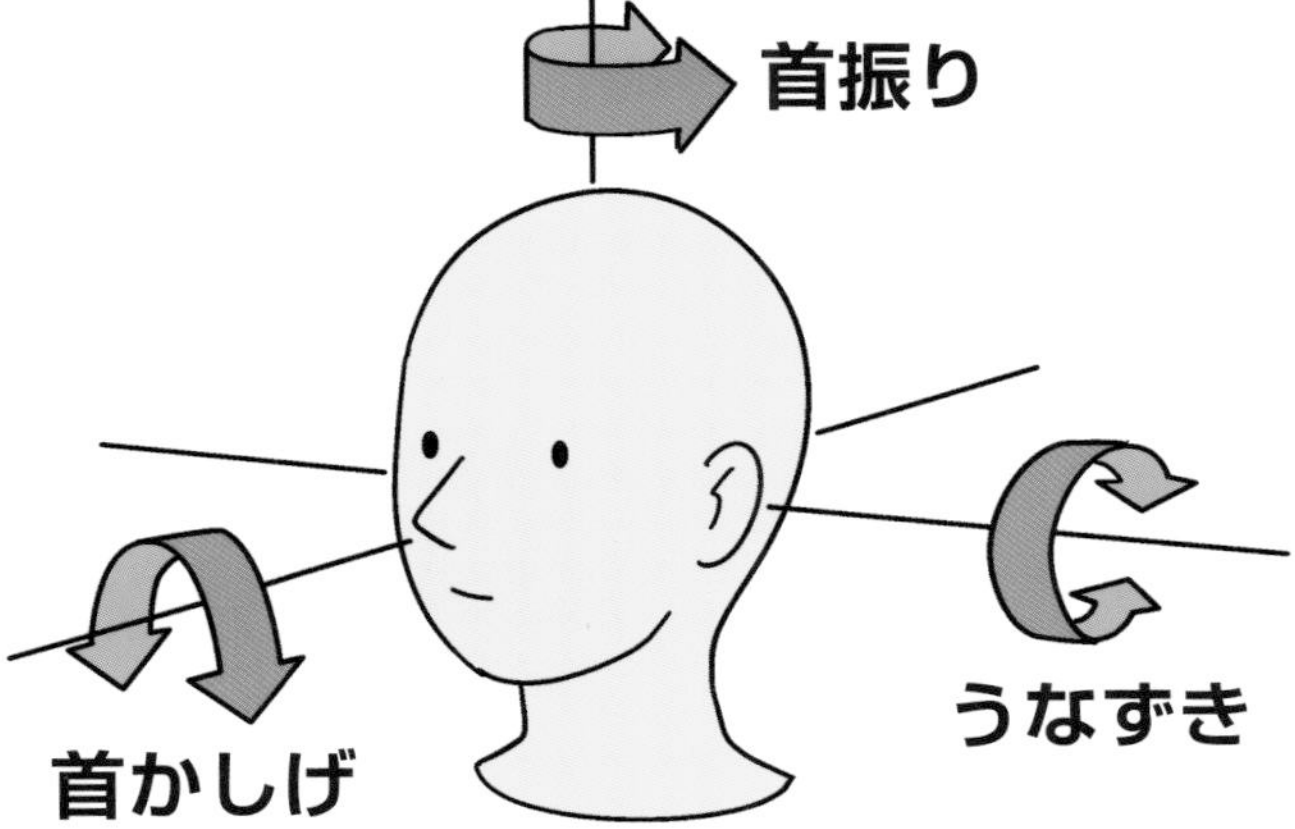

3D頭ゆらしでは、視線を固定して、首振り＝頭を左右に振る、首かしげ＝頭を左右に倒す、うなずき＝頭を上下に動かす、の3方向の運動を行う。

平衡機能リハビリ①…3D頭ゆらし

首振り

基本の姿勢

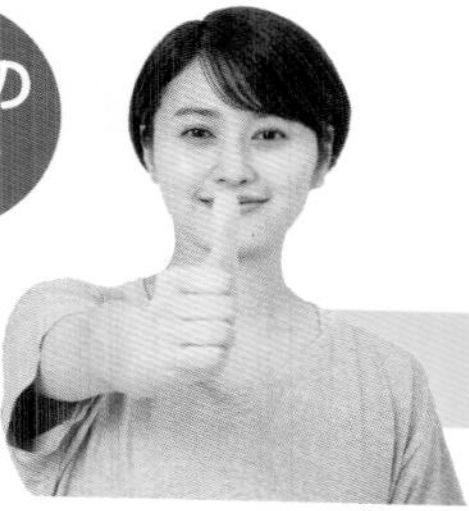

体操の効果　振り返ったときに起こるフワフワめまいが改善

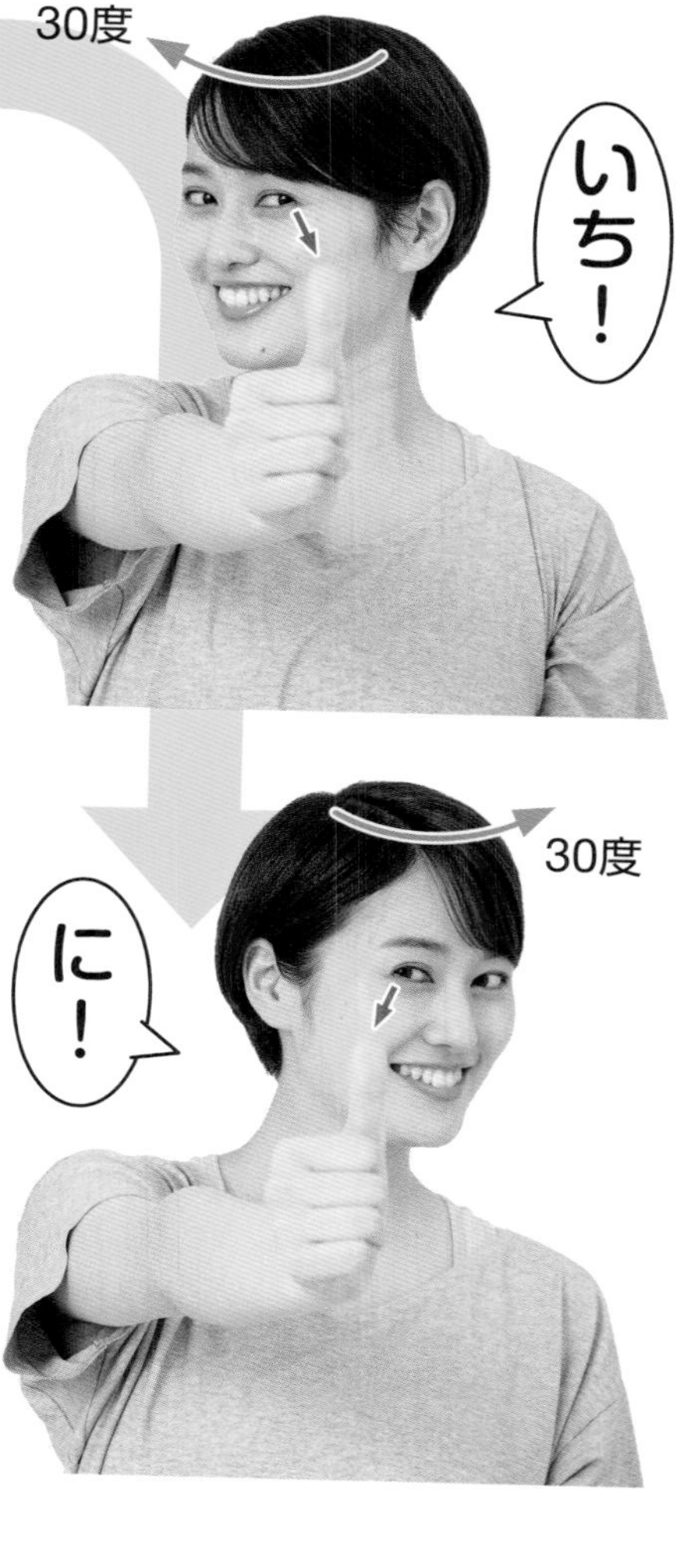

❶ 軽く握った右手を肩から水平に前に伸ばし、親指を立てる（基本の姿勢）。

❷ 顔を正面に向け、親指の爪を見つめたまま、大きな声で「いち！」といって頭を30度右に回す。

❸ 次に、親指の爪を見つめたまま、大きな声で「に！」といって頭を30度左に回す。

❹ ❷❸の動作を１分間くり返す（30秒でも可）。

❶〜❹で
1セット 1分
1日3セット行う

ポイント
- 視線が親指の爪から離れないように注意する。
- 続けて行うのがつらいときは無理をせず、途中で休みを入れるようにする。

平衡機能リハビリ①…3D頭ゆらし
首かしげ

体操の効果 首を傾けたときに起こるフワフワめまいが改善

基本の姿勢

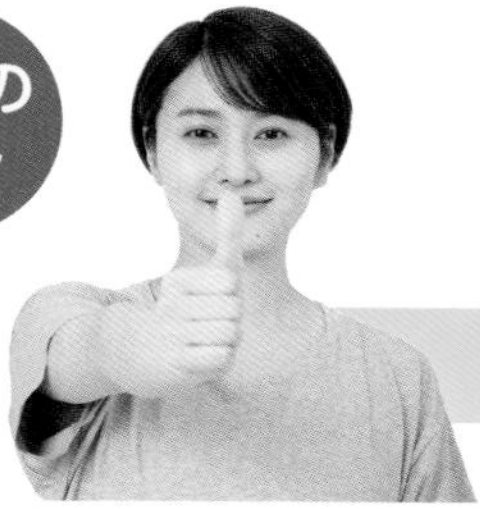

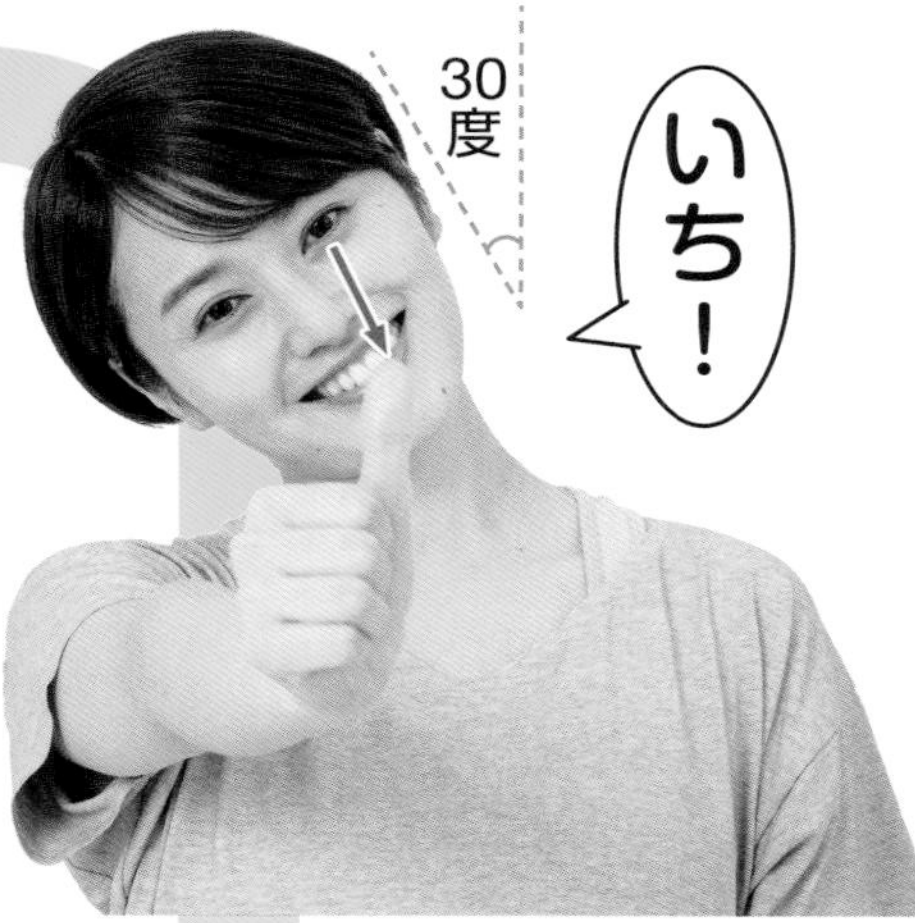

1. 軽く握った右手を肩から水平に前に伸ばし、親指を立てる（基本の姿勢）。
2. 顔を正面に向け、親指の爪を見つめたまま、大きな声で「いち！」といって頭を30度右に傾ける。
3. 次に、親指の爪を見つめたまま、大きな声で「に！」といって頭を30度左に傾ける。
4. ❷❸の動作を１分間くり返す（30秒でも可）。

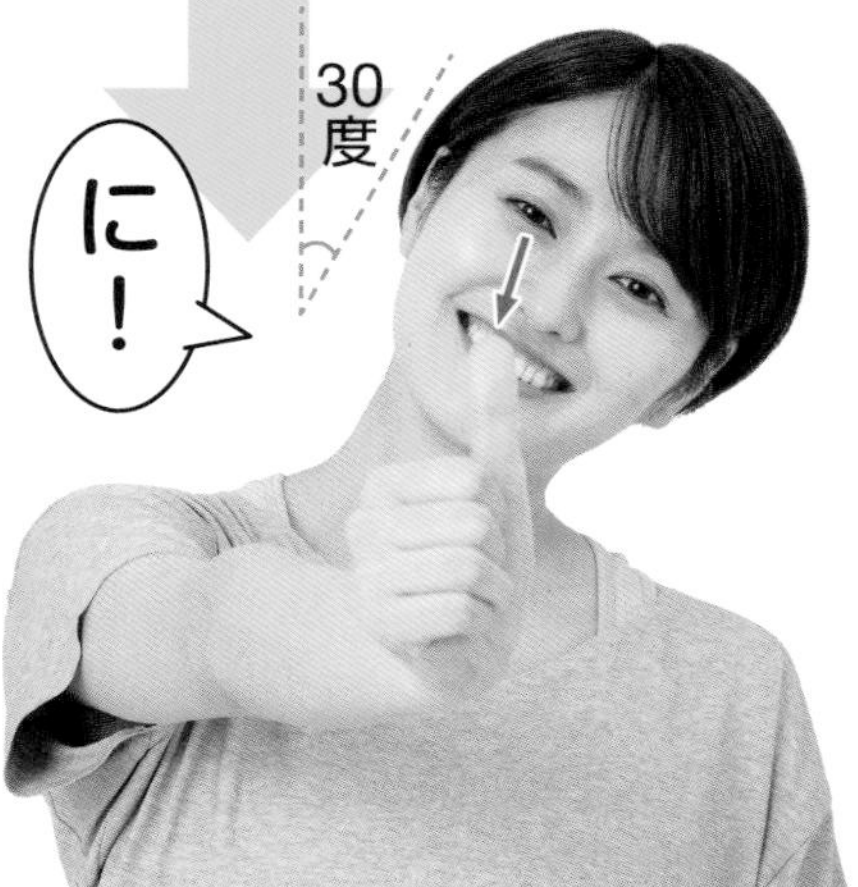

❶～❹で 1セット 1分
1日3セット行う

ポイント
- 視線が親指の爪から離れないように注意する。
- 続けて行うのがつらいときは無理をせず、途中で休みを入れるようにする。

平衡機能リハビリ①…3D頭ゆらし うなずき

❶ 軽く握った右手を肩から水平に前に伸ばし、親指を立てて横に向ける（基本の姿勢）。

❷ 親指の爪を見つめたまま、大きな声で「いち！」といって頭を30度上げる。

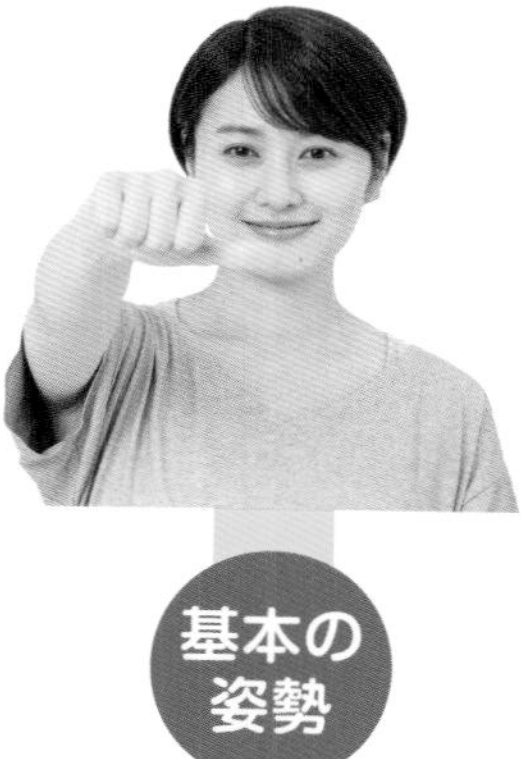

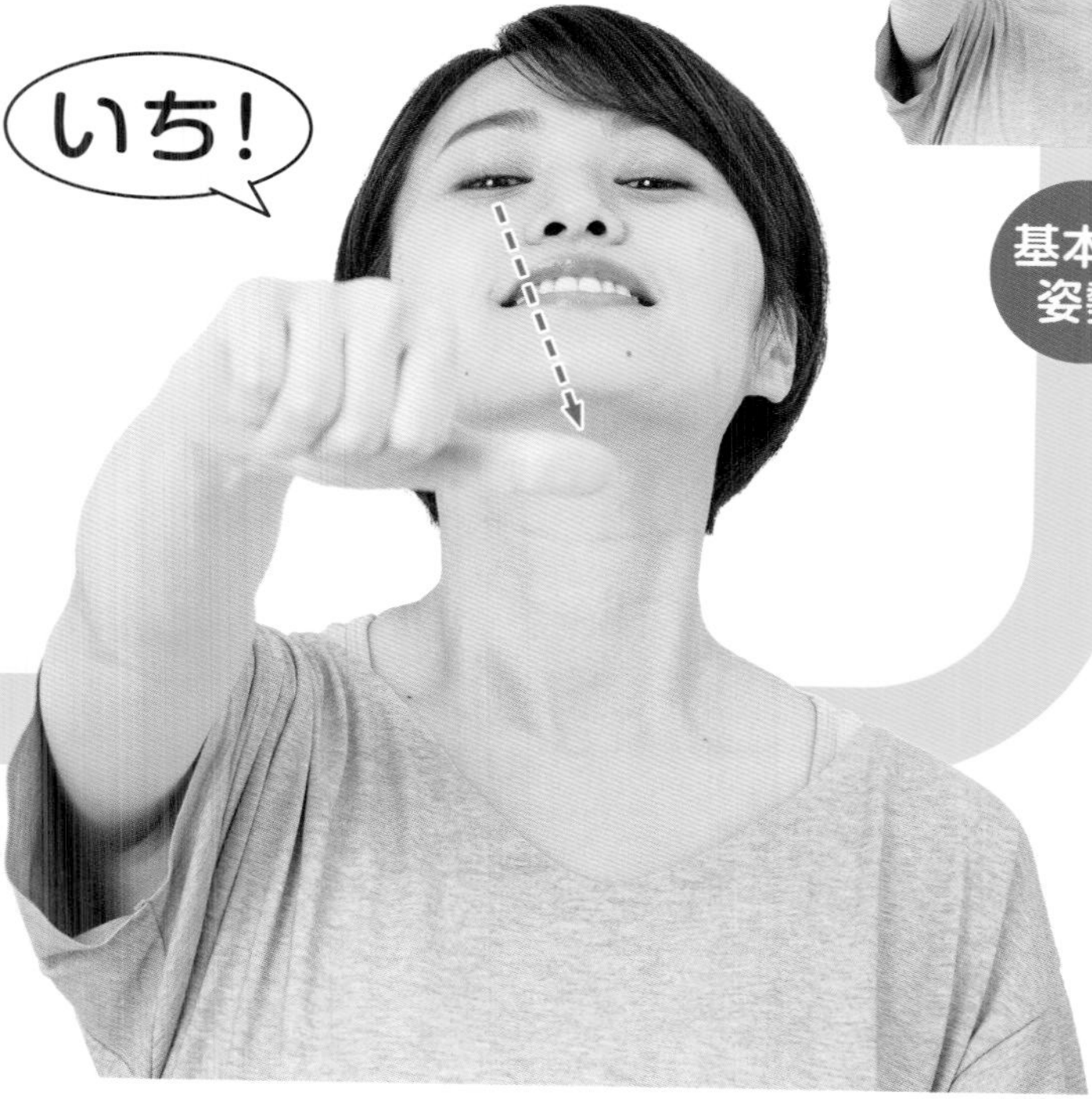

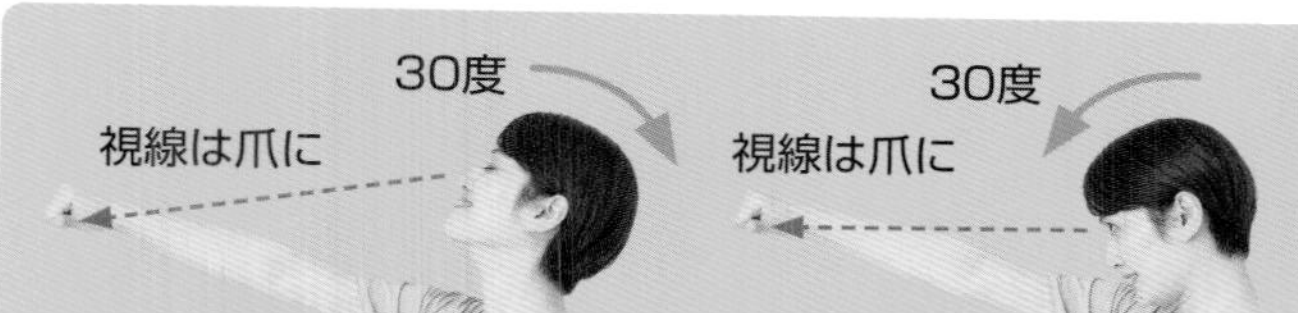

手の高さを変えずに、頭を上下に30度動かす。

体操の効果
・髪を洗う、靴を履くときなどに起こるめまいが改善
・上を向くと起こるフワフワめまいが改善

3 次に、親指の爪を見つめたまま、大きな声で「に！」といって頭を30度下げる。

4 ❷❸の動作を１分間くり返す（30秒でも可）。

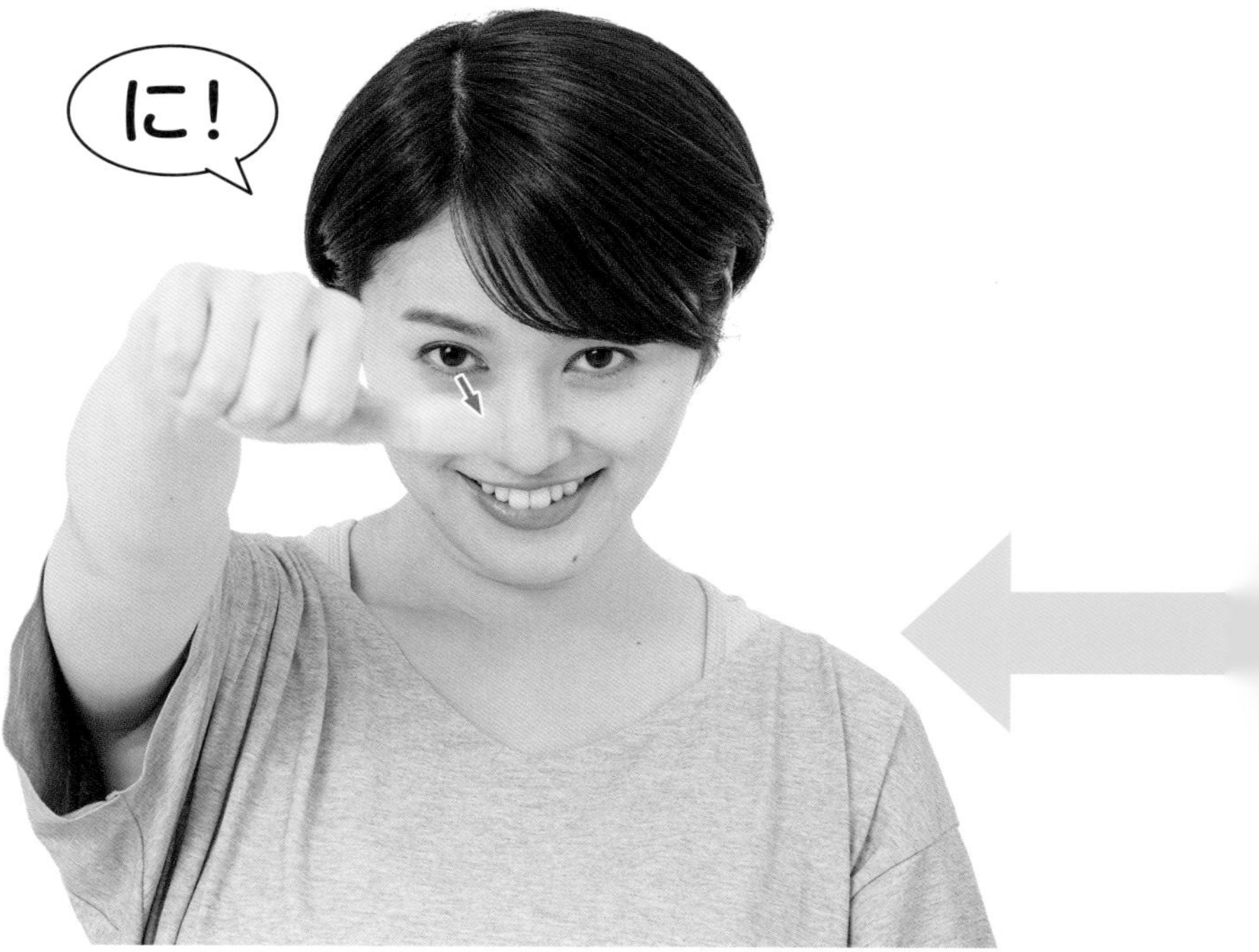

❶～❹で1セット 1分
1日3セット行う

ポイント
・視線が親指の爪から離れないように注意する。
・続けて行うのがつらいときは無理をせず、途中で休みを入れるようにする。

次に②「1分足踏み」③「ハーフターン」④「首振り足踏み」で目と足裏を刺激して平衡感覚を養えばフワフワ感が治まる

3D頭ゆらしで耳（前庭覚《ぜんていかく》）と目（視覚）のトレーニングを行ったら、次に足裏（体性感覚）も鍛えます。足裏からの刺激を意識して行うことで、平衡《へいこう》感覚を養うのです。特に前庭覚の機能が衰えている場合は、目や足裏を刺激する体操を行うと、視覚や体性感覚が前庭覚（内耳《ないじ》）の機能低下を補ってくれます。

体操は、❷「1分足踏み」、❸「ハーフターン」、❹「首振り足踏み」の3つです。どの運動も、耳、目、足裏の感覚をフル活用するので、とても効果的です。

1分足踏みは、バランスよく立ち、ふらつかずにまっすぐ歩くための体操です。**ハーフターン**は、勢いよく反転する体操で、回転時に起こるめまい（歩行中に方向を変えたときやらせん階段を上り下りするときなどに起こるめまい）に効きます。速く勢いよく回ることを心がけましょう。**首振り足踏み**は、買い物で陳列棚を眺めているときなどに起こるめまいに効果的です。

平衡機能リハビリ② 1分足踏み

体操の効果 歩行時のフワフワするめまいや不安定感が改善

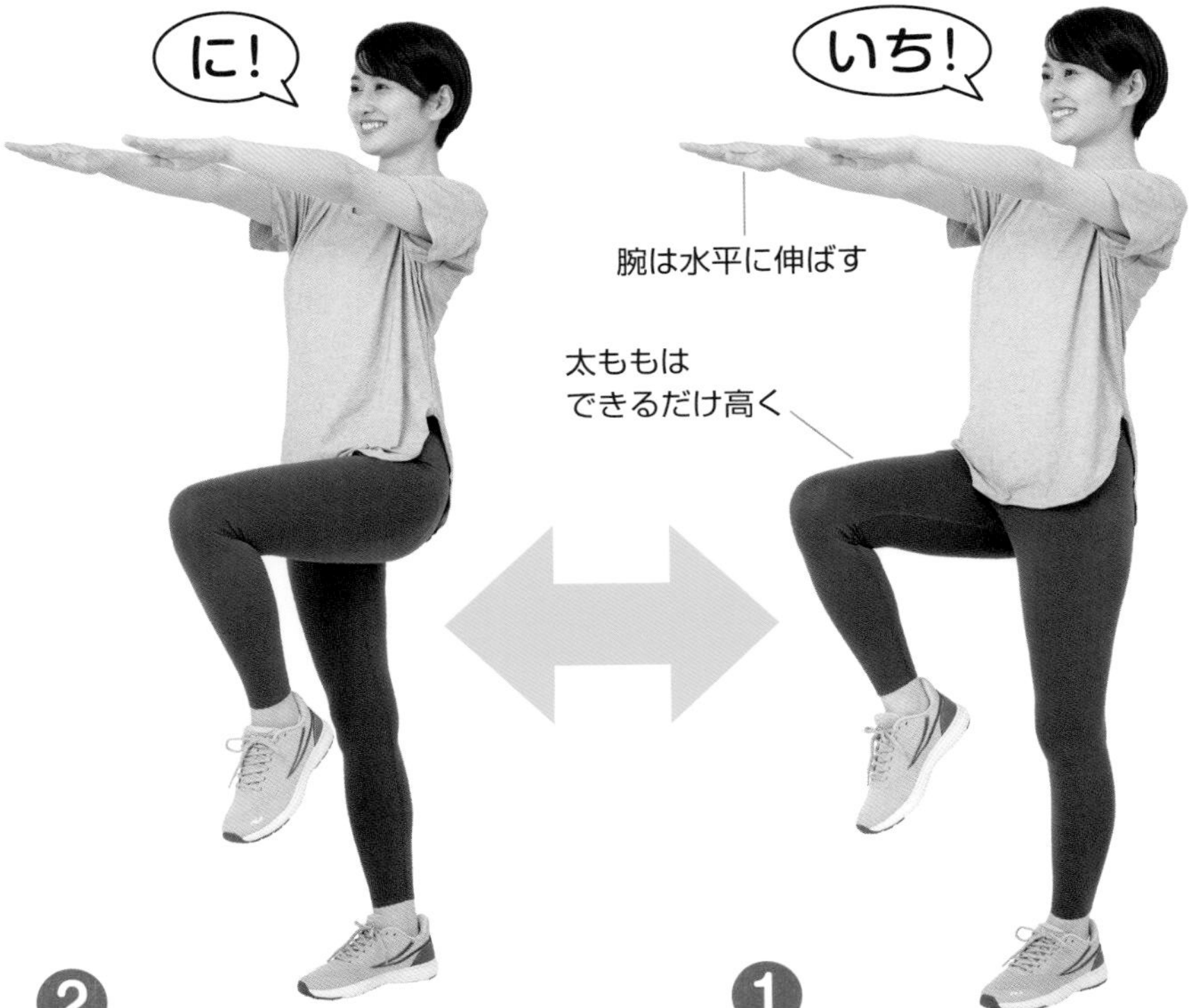
に!
いち!
腕は水平に伸ばす
太ももは
できるだけ高く

②
「いち！」「に！」と大きな声で数を数えながら、その場で足踏みを１分間続ける。

①
両手を肩の高さまで上げて立つ。目線はまっすぐ前に向ける。

①~②で 1セット 1分
1日3セット行う

ポイント
- 太ももをできるだけ高く上げる。
- 腕が下がらないように注意。
- 続けて行うのがつらいときは無理をせず、途中で休みを入れるようにする。

※体がふらついて安定しない人は113ページのように壁や机につかまって行うといい。

平衡機能リハビリ③ ハーフターン

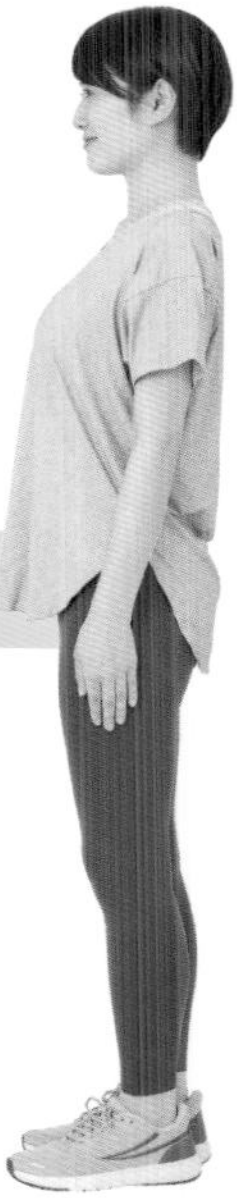

❶
足をそろえて
まっすぐに立つ。

●右回りの場合

ハーフターンは❶～❺の「右回り」のほか、反対に回る「左回り」もある。まず、右回りを行い、次に左回りを行う。

体操の効果	・道路を曲がるときや方向を変えるときに起こるめまいが改善 ・歩行時にフワフワするめまい・ふらつきが改善

❶～❺で1セット 1分
1日3セット行う

ポイント

- 右回り、左回りを両方行って、やりにくいほう（ターンのときに体の軸が傾きやすいほう）を多めに（５回ほど）行うようにするといい。
- 転倒防止のため、壁ぎわや机など、つかまれるもののそばで行う。
- 慣れてきたら、ターンのスピードを速くする。
- 続けて行うのがつらいときは無理をせず、途中で休みを入れるようにする。

●体がふらつく人は机につかまる

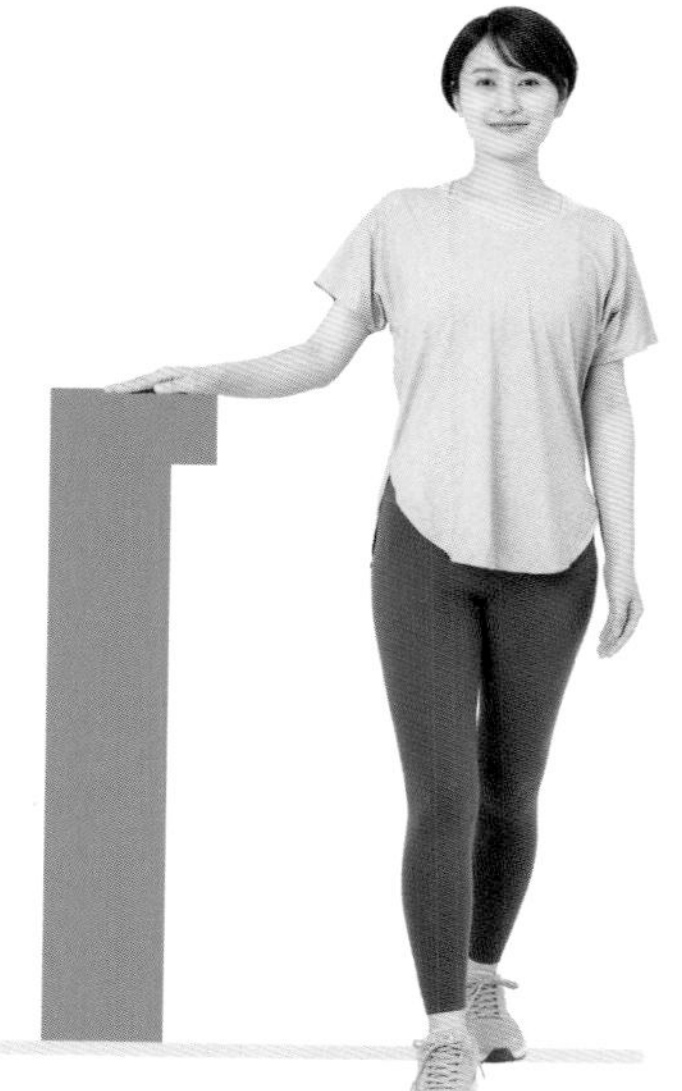

※体がふらつく人は、
片手で机を支えにする。

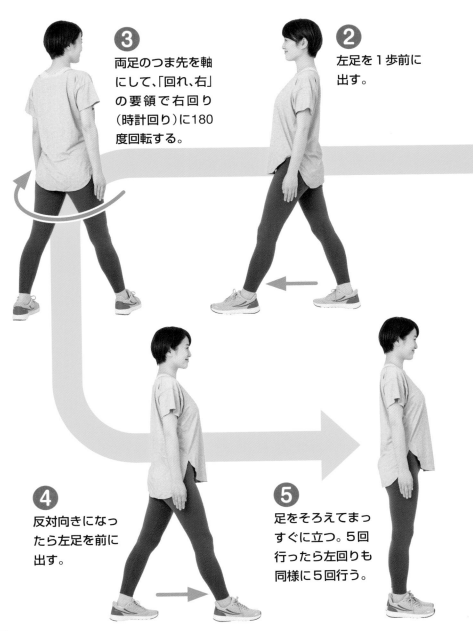

❷
左足を1歩前に出す。

❸
両足のつま先を軸にして、「回れ、右」の要領で右回り（時計回り）に180度回転する。

❹
反対向きになったら左足を前に出す。

❺
足をそろえてまっすぐに立つ。5回行ったら左回りも同様に5回行う。

平衡機能リハビリ④ 首振り足踏み

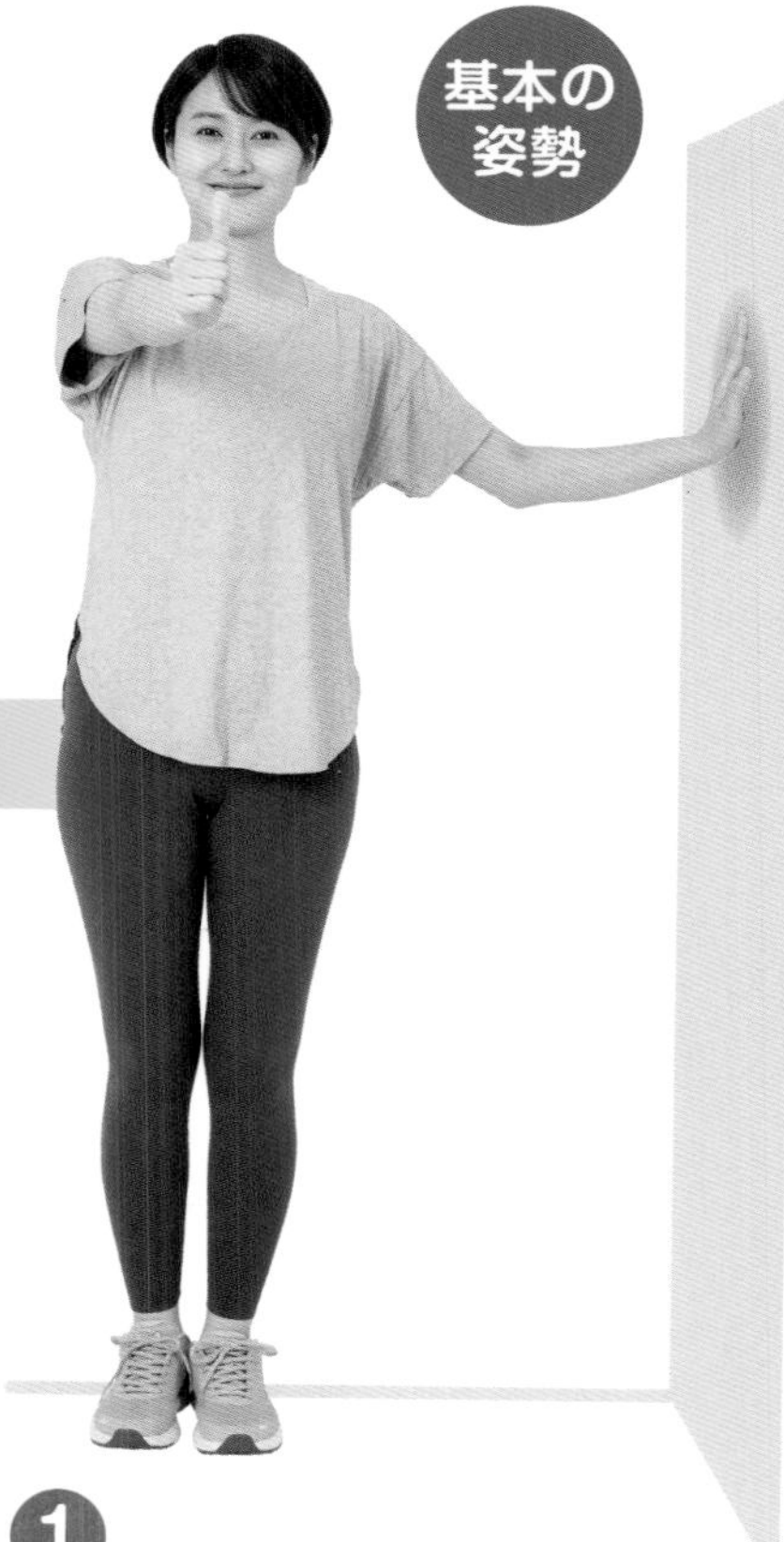
基本の
姿勢

❶

左手を壁について立つ。軽く握った右手を肩から水平に前に伸ばし、親指を立てる（基本の姿勢）。

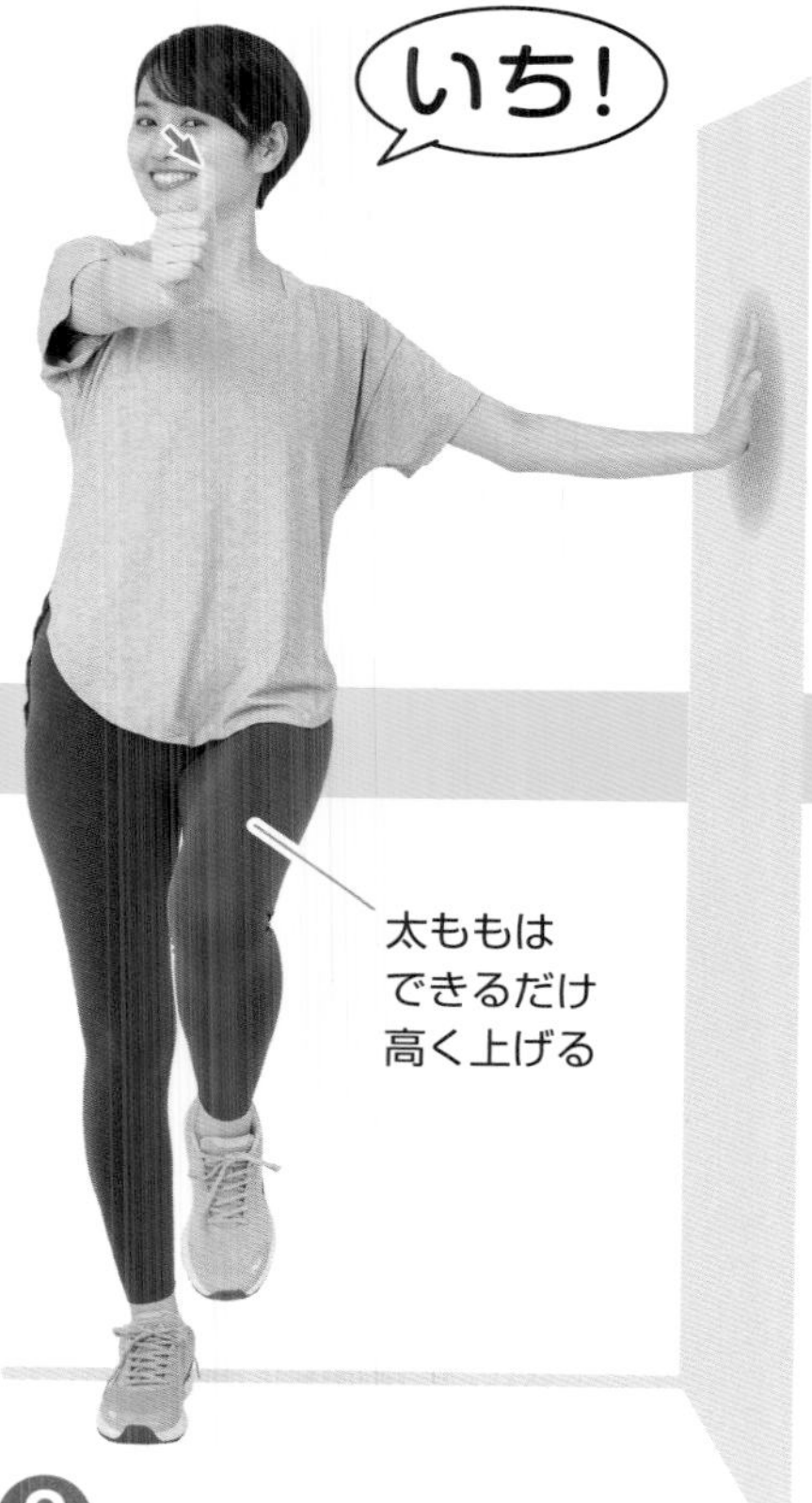
いち！
太ももは
できるだけ
高く上げる

❷

顔を正面に向け、親指の爪をじっと見つめながら足踏みをする。足踏みと同時に、親指の爪を見つめたまま、大きな声で「いち！」といって頭を30度右に回す。

体操の効果　歩きながら陳列棚を見ると起こるめまいや
人に呼ばれて振り返ったときに起こるめまいが改善

●体がふらつく人は机につかまる

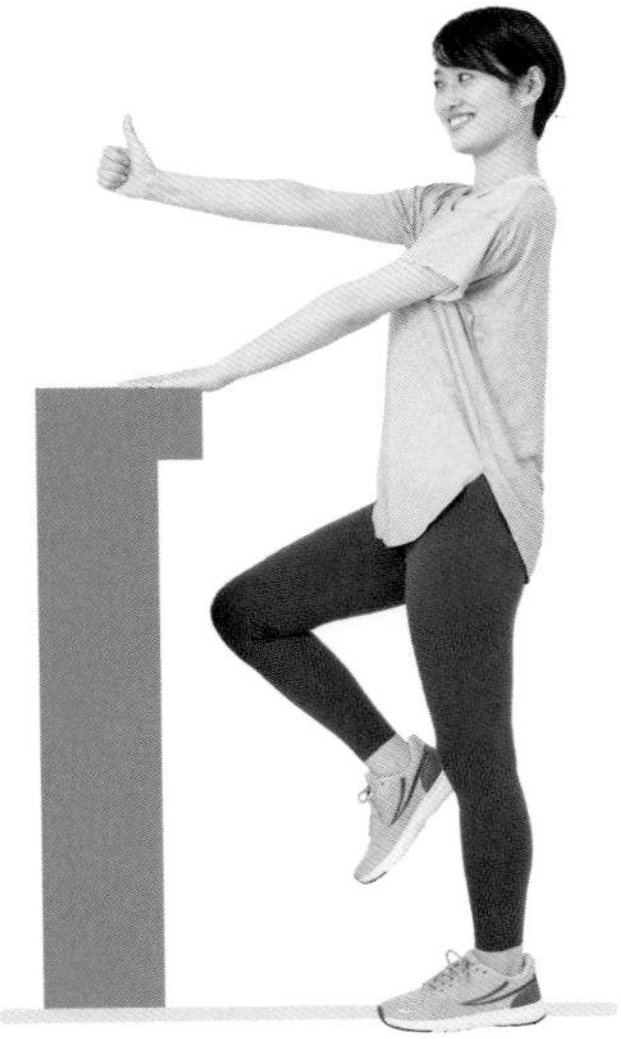

壁に手をつくだけだと体が安定しない人は、片手で机につかまって行うようにする。

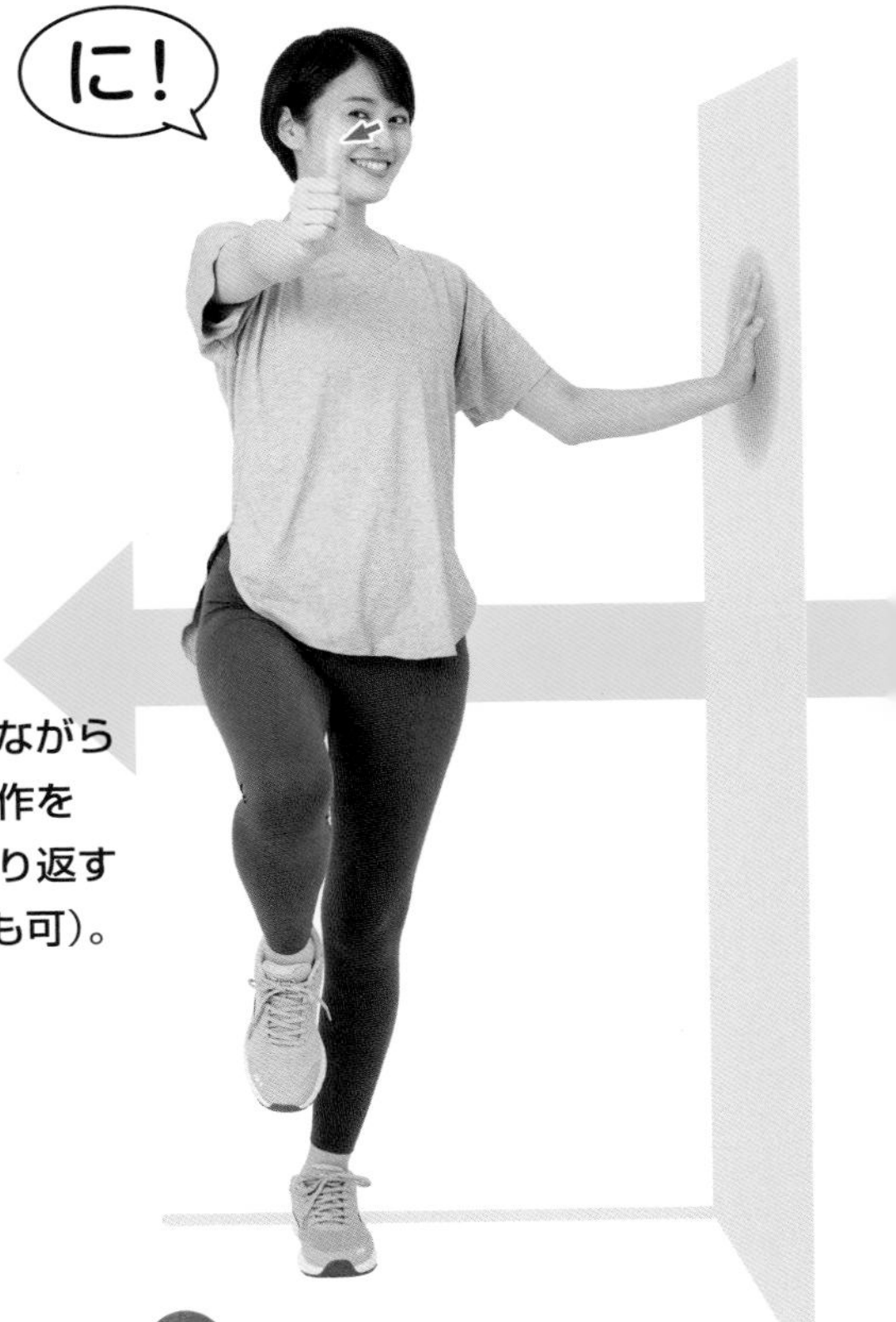

❹
足踏みしながら
❷❸の動作を
1分間くり返す
(30秒でも可)。

❸
次に、親指の爪を見つめたまま、大きな声で「に！」といって頭を30度左に回す。

❶~❹で 1セット 1分
1日3セット行う

ポイント
- 視線が親指の爪から離れないように注意する。
- 頭の動きと足の動きは連動しなくてもいい。
- 続けて行うのがつらいときは無理をせず、途中で休みを入れるようにする。

めまいへのネガティブ思考はPPPDのさらなる悪化を招き、不安やストレスを消す認知行動療法「コラム法」で克服

PPPDは、心理的要因もかかわっているため、認知行動療法が有効といわれています。そこで、**認知行動療法**の一つである**「コラム法」**を紹介しましょう。

ある出来事が起こったときに、瞬時に頭に浮かび上がる考えやイメージがありますが、これを専門的に「自動思考」と呼びます。自動思考は思考のクセのようなもので、例えば、めまいに対してすぐに「もう治らない」と悲観的なマイナスイメージを抱く人は、そうした思考がクセになっています。コラム法は、そうした**悲観的な自動思考を自分で修正する方法**です。

自動思考を修正するには、悲観的な考えの根拠を探し、別の考え方を模索します（やり方は左ジペー参照）。**悲観的な自動思考を修正できれば、今まで思いつかなかった幸せや希望に気づき、前向きな思考や行動を促してくれます**。このように、めまいへのマイナス思考を修正することも、PPPDの改善には大切なのです。

コラム法の記入例

以下の記入例を参考に、７つの項目について自分の気持ちを書き出してみよう。

	記入する内容	記入例
❶ 状況	めまいが起こった状況を具体的に書きましょう。	「めまいと吐きけがひどくトイレに這《は》って行った」 「家事や買い物ができなくなった」
❷ 気分(%)	めまいが起こったときの気持ちと、気分の強さを０～100%で評価しましょう。	パニック（100%） 憂うつ（100%） 不安（60%） いらだち（95%）
❸ 自動思考	めまいが起こったときに頭に浮かんだ考えやイメージを書きましょう。	「めまいのせいで何もできない」 「いつも激しいめまいに襲われている」 「このまま一生よくならない」
❹ 根拠	❸で書いたような考えやイメージ（自動思考）が浮かんだ根拠（事実）を書きましょう。	「夕方にめまいと吐きけに襲われてトイレにこもりっきりになり家事ができなかった」 「これまでに何度もめまい発作に襲われている」 「薬を飲んでもなかなか治らない」
❺ 反証	❸「自動思考」を否定するための別の考えを書きましょう。	「30分ほどじっとしていれば発作が治まることが多く、その後は買い物や家事もふつうにこなせる」 「今はめまいが起こっていない」 「リハビリをくり返すことで最初に起こっためまいより症状が軽くなってきた」
❻ 適応思考	❸「自動思考」と❺「反証」を「しかし」でつないで、めまいの改善に役立つバランスの取れた考えを書きましょう。	「めまいのせいで何もできなかった。しかし、発作が治まれば今までどおりの生活を送れる」 「いつもめまいに襲われる。しかし、発作は一時的なもので今は起こっていない」 「薬を飲んでも治らない。しかし、リハビリで症状はだんだんよくなっている」
❼ 今の気分(%)	❻「適応思考」によって気分がどれくらい変わったか、改めて評価してみましょう。	パニック（20%） 憂うつ（30%） 不安（30%） いらだち（20%）

激しい回転性めまいに耳鳴りや難聴も起こる「メニエール病」は内耳がリンパ液で水ぶくれになる病気で難治化しやすい

メニエール病は、突然、目がグルグル回る回転性のめまいに襲われ、それに伴って難聴や耳がつまったような耳閉感《じへい》、耳鳴りなども併発する病気です。めまいは数十分～数時間にわたって続き、何度もくり返して起こることがあります。めまいが治まっても耳鳴りや難聴が残るケースも多く、初め片側に現れて、その後両側に移行するなど難治化することもあります。発作の間隔は1日に何度も起こる場合や月に1～2回程度というケースもあり、かなり個人差のある病気です。

メニエール病の原因は**「内リンパ水腫《すいしゅ》」**といって、内耳が水ぶくれになることで発症します。水ぶくれが起こる原因は不明ですが、**ストレスや過労が引き金**になっていると考えられ、**几帳面《きちょうめん》で神経質な人がなりやすい**ともいわれています。

治療は主に薬物治療で、内耳の水腫を軽減する浸透圧利尿薬に、抗めまい薬やビタミン剤などが併用されることもあります。また、不安やストレスを軽減する

メニエール病とは

メニエール病は、内耳の蝸牛や三半規管に内リンパ水腫という水ぶくれができることで発症する（図の右側）。

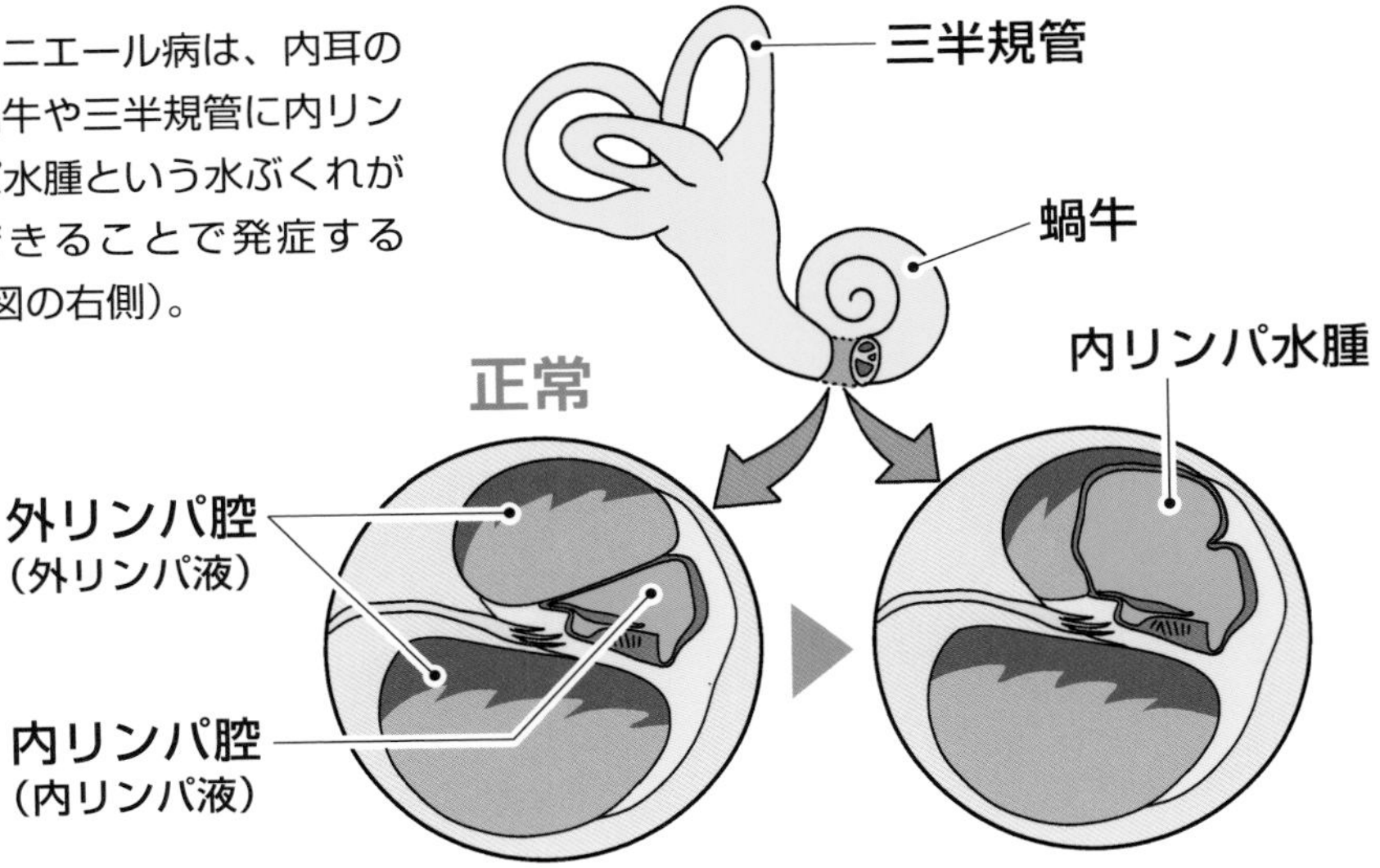

内リンパ液が過剰にたまって神経を圧迫したり、膜が破れて内リンパ液と外リンパ液が混ざったりすることでめまいや難聴が起こる。

ための抗不安薬や、睡眠障害が原因と考えられる場合には睡眠導入薬が使用されるケースもあります。

２０１８年からは**「中耳《ちゅうじ》加圧療法」**が保険適用となりました。中耳加圧療法は、病院から貸し出された医療機器を使って患者さん自身が自宅でできる治療法で、**チューブの先から出る空気が中耳に圧力を与えて内耳の症状を改善**します。**90%以上に軽度改善以上の治療効果**が認められ、難治性のメニエール病にも有効とされています。

メニエール病の場合、聴力が変動している期間はリハビリができません。治療で聴力が落ち着いてもふらつきが残るときはリハビリを開始します。

難治性のメニエール病にも平衡機能リハビリは有効で、聴力の異常が治まってから行えば浮動性・不安定性めまいが軽快

メニエール病のめまいの発作は、だいたい数十分～数時間で治まりますが、その後に耳鳴りや難聴が残るケースが多く見られます。また、再発しやすく、何度も発作をくり返すうちに難聴や耳鳴りが悪化し、聴力や平衡《へいこう》機能が衰えてきて、慢性的なふらつきを起こすようになることもあります。

メニエール病によるふらつきの場合でも、「平衡機能リハビリ」は有効です。ただし、聴力が安定しないときに無理に運動を行うのは逆効果なので、まずは安静にします。聴力が安定して、聴覚症状などが安定してきたら、平衡機能リハビリを行うようにしましょう。

メニエール病は病院できちんと診断を受けて、治療を受けるのが大切です。そして、聴覚症状が落ち着いたら、**「3D頭ゆらし」「1分足踏み」「ハーフターン」**を徐々に行い、慣れてきたら**「首振り足踏み」**も積極的に取り入れてください。

頭痛に加え回転性めまいが起こる「片頭痛性めまい」にも平衡機能リハビリが効き、投薬治療と併せて行えば治りが早い

片頭痛性めまい（専門的には前庭《ぜんてい》性片頭痛）は、めまいに加えて、**頭の片側がズキンズキンと脈打つように痛む片頭痛の症状が現れます**。蛍光灯がまぶしく感じる光過敏や音過敏などを伴うことが特徴で、明るく光る点やジグザグの線が出現する（視覚性前兆という）場合もあります。

片頭痛性めまいの場合は、片頭痛そのものを治療することが重要で、片頭痛予防薬や頭痛の薬を服用して片頭痛とめまいの症状を抑えます。しかし、**片頭痛が改善しても「めまいが治らない」というケースでは、薬で片頭痛をコントロールしながら「平衡機能リハビリ」を行うことで、めまいの症状が早く軽減します**。

なお、片頭痛性めまいでは、血管を拡張するポリフェノールを多く含むワインやチョコ、チラミンの多いチェダーチーズなどの食品を控え、外出時はサングラスをして日光をさけることで症状の悪化を防げます。

体験談

船の上にいるようなフワフワするめまいで食事もとれずつらかったが、平衡機能リハビリで改善し今は家事もこなし電車やバスも平気

小林佳代子《こばやしかよこ》さん（仮名・41歳）

私が体の異変に気づいたのは、2021年の11月でした。朝から体が前後へふらつき、**まるで船に乗っているようなフワフワした感じ**になりました。最初は「疲れているのかな」と思っていたのですが、徐々に症状がひどくなり、生活に支障が出てきたため、1週間後に近所の耳鼻咽喉《いんこう》科を受診。めまいを抑える薬を処方されました。

薬を飲みつづけていましたが、ふらつきは日に日に悪化するばかり。家事をするとクラクラするので、炊事も掃除も洗濯もできません。テレビも見られなくなりました。**ゆれるものを見ると気持ちが悪くなるので、湯船にもつかれなくなりました。湯船の水面がゆれるとめまいがする**のです。みそ汁やスープも目をつぶって飲むようになりました。日中も**常に体がゆれている感じ**がして、ソファやイスに座って体を背もたれに密着させ、両手でひじ掛けを強くつかんで必死に体がゆれないように支えていました。そんな状態なので食事が十分にとれず、1ヵ月で体重が4㌔も減ってしまい、「一生こ

のままなら、いっそ死んでしまいたい」とまで思いつめるようになりました。そんな私を見かねて、夫がインターネットでめまいの治療法や専門医を調べ、横浜市立みなと赤十字病院の新井《あらい》基洋《もとひろ》先生を見つけてくれました。そして、新井先生の診察を受けると、この病気は**PPPD**という慢性のめまいで、リハビリで克服できるとのこと。そこで、先生に教えてもらった**「平衡《へいこう》機能リハビリ」**に取り組むことにしました。

自宅で平衡機能リハビリを続けていくうちに、車窓からの景色や窓の外のキラキラ光る景色を眺めても全くふらつかなくなり、自信がついてきました。外来通院を重ねると私のめまいは格段に改善。まだ少し体がゆれている感覚はありますが、日常生活にほとんど影響はありません。家事もできるようになり、食事もふつうにとれるようになりました。**今では一人で電車やバスにも乗れます。**毎日死ぬことばかり考えていたのが嘘のようです。これからも毎日を楽しくずっと笑顔で過ごせるように、平衡機能リハビリを欠かさずに続けていきます。

新井先生のコメント

PPPDはあまり知られていない病気なので、正しく診断されないことがありますが、適切な治療とリハビリで回復が望めます。小林さんのような症状があれば、めまいの専門医を受診することをおすすめします。

体験談

父と愛犬の死をきっかけにフワフワするめまいが起こり吐きけや動悸に襲われ悩んだが、平衡機能リハビリで軽快し仕事に復帰できた

伊《い》藤《とう》朋《とも》美《み》さん（仮名・40歳）

私の体調がおかしくなったのは２０２１年の年末です。飼っていた**愛犬が亡くなり気落ちしたのがきっかけ**だったように思います。そのころから**体がフワフワしたり頭がクラクラするようになった**からです。

翌年になると体調はさらに悪化し、**四六時中グラグラとめまいがして仕事を続けるのもつらくなってきました**。そんなとき、最愛の父も亡くなり、悲しみのどん底に突き落とされました。葬儀のときの私は足もとがゆれているようで、まっすぐに立つことができず、参列者の方々に頭を下げようとすると倒れてしまいそうになりました。

このままでは困ると思い、私は実家に戻り母の下で療養を始めました。そして地元の大学病院の耳鼻咽喉《いんこう》科を受診すると、耳に異常はなく「気持ちの問題」といわれてしまったのです。療養中なのに症状は悪くなるいっぽうで、ひとりでは立っていることも歩くこともできなくなり、「自分はいったいどうなってしまうのだろう」と不安が募るばかりでした。

そんな私に、知人が「横浜にめまいが専門のいい先生がいるから診てもらったら」と教えてくれました。それが横浜市立みなと赤十字病院の新井《あらい》基洋《もとひろ》先生でした。

大学病院の先生に紹介状を書いてもらい、母と一緒に新井先生の診察を受けました。すると、新井先生は私の話をていねいに聞いてくださり、めまいの原因が**PPPD**であることがわかったのです。そして、通院治療と併せて、自宅で1日3回、**「平衡《へいこう》機能リハビリ」**を行うようにいわれました。

不得意な体操ほど重点的にやるようにいわれたので**「3D頭ゆらし」**を特にしっかり行っているとしだいに**足のふらつきがなくなり、ふつうに歩けるようになってきました**。半年くらいたつと、母の助けが必要だった**自宅の階段の上り下りもひとりでできるようになり**、10カ月を過ぎたころ、**職場への復職**もかないました。今では保育園で働けるほど回復しています。再発しないよう、これからも平衡機能リハビリを欠かさず行い、これからの人生を楽しんで生きていこうと思います。

新井先生のコメント

PPPDは心理的要因も関係しているといわれ、ショックやストレスがきっかけで発症するケースもあるようです。それでも、伊藤さんのようにリハビリをしっかり行うことで回復する人が少なくありません。

体験談

メニエール病の激しいめまいとふらつきに悩んだが中耳加圧療法と平衡機能リハビリで改善し、今では孫と楽しく遊べるようになった

本田浩史《ほんだひろし》さん（仮名・67歳）

私は65歳で公務員の定年を迎えたころ、**左突発性難聴**と診断され、半年以上も治療を続けましたが、耳鳴りも難聴も改善しませんでした。症状は悪くなるいっぽうで、**1週間に3回もめまいと吐きけに襲われ、救急車を呼ぶこともありました**。

そんな私を心配した友人から、横浜市立みなと赤十字病院の新井《あらい》基洋《もとひろ》先生のことを教えてもらい、早速受診したところ、メニエール病との診断。薬物治療だけでは改善が難しいとのことで**中耳《ちゅうじ》加圧療法**をすすめられました。すると**1年でめまいの発作がほぼ治まり**、安心して生活が送れるようになりました。

ただ、まだ**ふらつきが残っていたため、めまい発作の再発予防も兼ねて「平衡《へいこう》機能リハビリ」を毎日3回、最低でも1回行うようにしました**。すると、**ふらつきはしだいに治まり**、今は孫と楽しく遊べるほど回復しています。

新井先生のコメント

メニエール病は、中耳加圧療法でかなり改善が期待できます。それでもめまいやふらつきが残るなら、平衡機能リハビリを行います。

体験談

平衡機能リハビリを行ったらメニエール病もBPPVのめまいも改善して外出が怖くなくなり、旅行にも大好きなライブにも行けた

浅田早苗《あさださなえ》さん（仮名・58歳）

私は38歳のときに**メニエール病**になり、当時の横浜赤十字病院（現横浜市立みなと赤十字病院）で新井基洋《あらいもとひろ》先生の治療を受け、**「平衡《へいこう》機能リハビリ」**を行ってめまいを克服しました。

ところが43歳のときに再びめまいに襲われ、怖くて外出ができなくなりました。そこで、新井先生の外来を再度受診。すると、今度は**BPPV**との診断。早速、先生に教わった「寝返り体操」などの**「耳石戻し体操」**を行うと、**めまいの症状は急改善**し、その後は旅行にも大好きなアーティストのライブにも行くことができました。

そして50代になると、父が亡くなり、母の介護などの心労も加わって重い病気にかかり、**めまいが再燃**。新井先生の指示でリハビリは一時休止して点滴と処方薬で病気の治療に専念し、その後、**「ハーフターン」**などのリハビリを再開。**今ではすっかりもとの生活を取り戻しています**。

新井先生のコメント

浅田さんは、めまいが起こりやすいタイプのようです。それでもあきらめず、治ると信じて努力をすれば、めまいは克服できます。

体験談

生理中に起こる片頭痛と吐きけを伴うめまいに悩んだが、片頭痛の薬と併せて平衡機能リハビリを行ったら症状が和らぎ仕事も順調

前田景子《まえだけいこ》さん（仮名・48歳）

私は12歳ごろから**片頭痛**に悩まされ、20歳くらいからは**生理中に激しい頭痛とめまいが同時に起こる**ようになりました。そしてある日、**仕事中に職場のトイレで吐き、顔を上げると目の前がグルグルと回りはじめました。**怖くなって近所の耳鼻咽喉《いんこう》科を受診し、処方された薬を飲んでいましたが、いっこうに治りません。そこで、めまいの専門医として有名な新井基洋《あらいもとひろ》先生のいる横浜市立みなと赤十字病院を受診しました。

診察の結果、私の病気は片頭痛性めまいと診断され、片頭痛の予防薬と漢方薬を処方してもらいました。頭痛はとてもらくになりましたが、**めまいの症状が残っている**と伝えると「**平衡《へいこう》機能リハビリ**」を教えてくれました。体操の効果はてきめんで、**めまいは徐々に和らぎ、再発することはなくなりました。**おかげで、今では仕事も順調にこなせています。

新井先生のコメント

片頭痛性めまいは、まず片頭痛をしっかり治療し、めまいが残るようなら平衡機能リハビリでめまいの改善を図るといいでしょう。

第4章

フワフワめまいは食事や体温コントロールで軽快するケースが多く、「朝白湯&夜冷水」や「四股踏み」「背骨バランス体操」で改善すると判明！

坂田英明　埼玉医科大学総合医療センター客員教授
川越耳科学クリニック院長

フワフワするめまい「PPPD」は自律神経のバランスの乱れでも悪化し、3つの改善ポイントは「体温」「食事」「体操」

フワフワと浮いた感じが3ヵ月以上も続く「PPPD」（持続性知覚性姿勢誘発めまい）は、先行して発症した急性の回転性めまいが治った後に残る浮動性めまいの場合があります。PPPDの病態は、すべてが明らかになってはいませんが、診断基準（＊）によると姿勢制御や空間識（位置や姿勢を認識すること）、情動（一時的な感情）にかかわる感覚処理の異常で起こるとされています。

私は、こうした感覚処理の異常に**「自律神経」**（意志とは無関係に内臓や血管の働きを支配する神経）**のバランスの乱れ**が深く関係していると考えています。

自律神経には、体を活発にする**「交感神経」**と体を休ませる**「副交感神経」**の2種類があります。両者には周期的に切り替わるシーソーのような関係性があり、これをホメオスタシス（恒常性）といいます。昼間は交感神経が優位になり、夜間は副交感神経が優位になることで、心身の健康が保たれるのです。

＊「持続性知覚性姿勢誘発めまいの診断基準」（Barany Society: J Vestib Res 27: 191-208, 2017）

自律神経のバランス

交感神経優位		副交感神経優位
少ない（35%）	白血球①リンパ球	多い（41%）
多い（60%）	白血球②顆粒球	少ない（54%）
悪い	血行	よい
多い	活性酸素	少ない
高い	体温	低い
浅い・速い	呼吸	深い・ゆっくり
入眠しにくい	睡眠	入眠しやすい

しかし、**強いストレス**などによって心身が緊張を強いられると、**交感神経の優位な状態が続き健康に悪影響が及びます**。例えば、体が緊張すると血管が収縮して血行が悪くなったり、活性酸素（攻撃力の強い悪玉の酸素）が増えて老化が進んだり、目が冴《さ》えて夜中に眠れなくなったりします。こうした悪影響が、ＰＰＰＤを招く一因であることは間違いないでしょう。

とりわけ、自律神経のバランスを乱す重大原因はストレスです。ですから、日々の生活の中で**ストレスを低レベルにコントロールすること**が、ＰＰＰＤの予防・改善には重要になります。

ポイントは、❶「体温」を管理すること、❷「食事」で腸内環境をリセットすること、❸「体操」を行って平衡《へいこう》感覚を取り戻すことの3つです。この章では、それぞれについて解説します。

自律神経は朝昼晩の体温変化に影響を受け、昼に体温が一番高くなる「昼高温タイプ」が最もバランスが整う

私たちの体温は、自律神経のバランスが整っているかどうかを確かめる1つの指標になります。

人間の体温はある程度一定に保たれていますが、常に同じではありません。通常は、起床前の明け方ごろに体温が最も低く、交感神経（体を活発に働かせる神経）が優位になる昼間にかけて上昇します。そして、14時ごろから副交感神経（体を休ませる神経）が優位になり、夕方から深夜にかけて体温が下がります。このような体温変化が最も理想的な**「昼高温タイプ」**（左ジペーのグラフ参照）です。

昼高温タイプの人は、昼間は交感神経が優位であり、夜間は副交感神経が優位になっているので、自律神経のバランスが整っていると判断できます。

しかし、自律神経のバランスが乱れている人の場合、1日のうちの体温の変動が昼高温タイプとはかなり違っています。

体温変化のタイプ（3日間の記録の例）

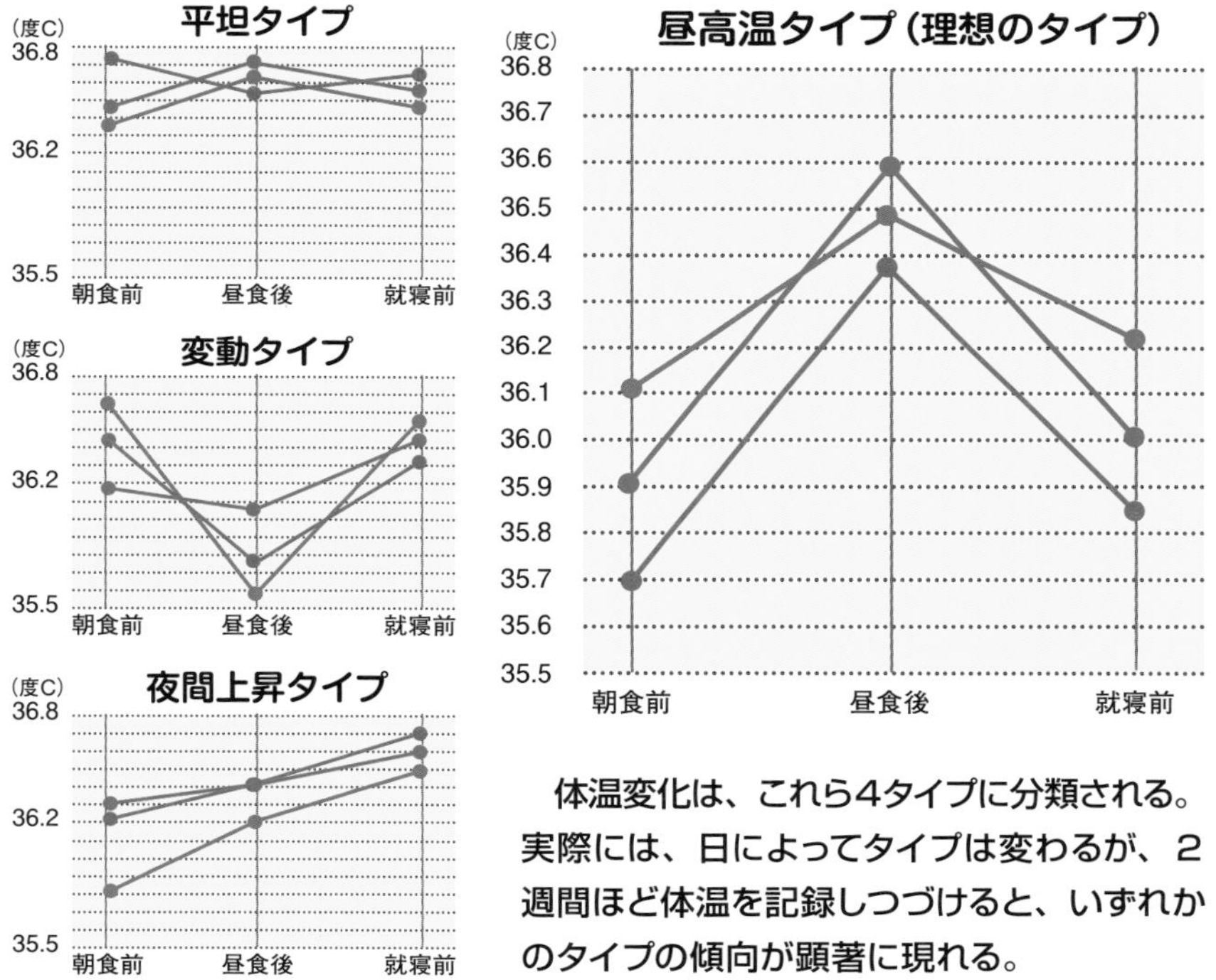

体温変化は、これら4タイプに分類される。実際には、日によってタイプは変わるが、2週間ほど体温を記録しつづけると、いずれかのタイプの傾向が顕著に現れる。

私のクリニックでは、初診の患者さんに**「体温記録表」**（89ページ参照）を渡し、毎日の体温を朝昼晩に記録してもらっています。

さまざまな患者さんのデータをまとめたところ、昼高温タイプのほかに**「平坦タイプ」「変動タイプ」「夜間上昇タイプ」**（上のグラフ参照）があると判明しました。

平坦タイプは、常に交感神経が優位な状態、変動タイプは昼夜逆転の状態、夜間上昇タイプは朝から就寝前まで交感神経が高ぶりつづけている状態です。この3タイプは、自律神経のバランスが乱れているといえるでしょう。

自分の体温変化がどのタイプかは「体温記録表」でわかり、朝食前・昼食後・就寝前に体温をチェックせよ

体温は、1日の中で大きく変動します。体温が最も低い朝方と、体温が最も高くなる昼すぎを比較すると、1度Cくらい変動することもあります。また、体温がどのように推移するかは日によっても違います。

刻一刻と変動する体温を的確にとらえるため、私のクリニックでは患者さんに**「体温記録表」**（左ページ参照）を活用してもらっています。**朝食前と昼食後**（14時ごろか夕方）、**就寝前の1日3回、検温して記録表に書き込んでもらう**のです。

体温記録表には、朝昼晩の体温を記入する項目と、折れ線グラフを書き込む罫線のスペース、備考欄があります。体温を記入したら、折れ線グラフの該当する罫線のところに•をつけます。1日3回記入したら、最後に3つの•を線で結んで折れ線グラフを完成させます。**体温記録表の記入を2週間ほど続けると、自分の体温変化がどのタイプ**（86ページ参照）**なのかがわかります**。

体温記録表

コピーして活用しましょう。

日付	月　日	月　日	月　日
朝食前	度C	度C	度C
昼食後（14時か夕方）	度C	度C	度C
就寝前	度C	度C	度C
グラフ（度C）37.0 / 36.5 / 36.0 / 35.5 / 35.0	朝食前　昼食後　就寝前	朝食前　昼食後　就寝前	朝食前　昼食後　就寝前
備考（睡眠、体調など）			

月　日	月　日	月　日	月　日
度C	度C	度C	度C
度C	度C	度C	度C
度C	度C	度C	度C
朝食前　昼食後　就寝前	朝食前　昼食後　就寝前	朝食前　昼食後　就寝前	朝食前　昼食後　就寝前

昼高温タイプになるには食事の刺激で体内をリセットするのがポイントで、「朝の白湯」などコツはこの6点

フワフワとしためまいが現れるPPPDの改善には、自律神経のバランスを整えることが重要であり、体温変化を昼高温タイプ（86ページ参照）にすることが一番の近道といえます。そのカギを握るのが**「時間栄養学」**です。

私たちの体には、24時間周期のリズム（概日リズム、サーカディアンリズムという）があり、一般的には体内時計と呼ばれています。それを利用し、食事によって体の不調を予防・解消するのが、時間栄養学の考え方です。

実は、消化管が食事の刺激を受けたときにも生体のリズムが整えられます。これを私は**「腸内時計」**と呼んでいます。**日々の食事で腸内時計をリセットすれば体温変化がおのずと昼高温タイプになり、同時に自律神経のバランスが整えられてPPPDを快方に導ける**というわけです。

では、腸内時計をリセットする効果的な食事のとり方を説明しましょう。

フワフワめまいを退ける食事のコツ

1. 朝起きたらすぐにコップ1杯分の白湯を飲む

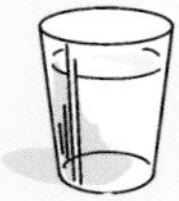

2. 朝食では体を温める食材をとる

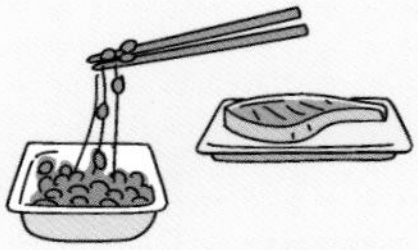

3. 昼食は軽めにし糖質を80〜100グラムに抑える

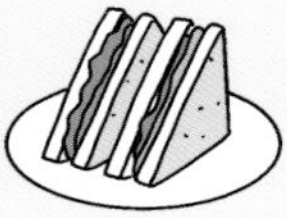

4. おやつにはコップ1杯分のハチミツレモン水(常温)を飲む

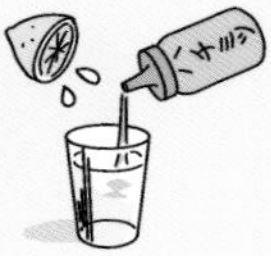

5. 夕食では体を冷やす食材をとる

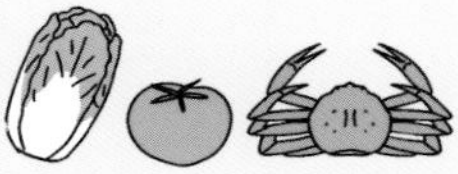

6. 就寝前にコップ1杯分の冷たい水を飲む

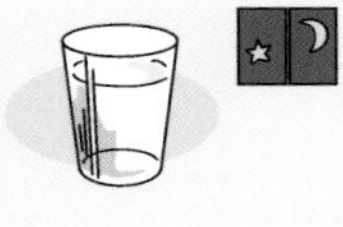

昼高温タイプになるためには、体温が起床直後から上昇して、昼すぎにピークとなり、睡眠時に最も低下しなければなりません。こうした体温の推移に基づいて考えたのが、次の「食事のコツ」6点です。

❶朝起きたらすぐにコップ1杯分の白湯《さゆ》を飲む

起床時に、**コップ1杯分(約200ミリリットル)の白湯**を飲むと、その刺激で腸が目覚めます。また、白湯を飲むと副腎《ふくじん》皮質ホルモン(血中コルチゾール)の分泌《ぶんぴつ》が促され、体が活動的になって体温が上昇します。白湯は、**人肌(約37度C)程度**に冷ましたものを飲みます。

❷朝食では体を温める食材をとる

昼すぎにかけて体温を上昇させるため、**体を温める食材**（左ページの図参照）をとります。加えて、適度な**炭水化物**と**たんぱく質**、適量の**塩分**をとりましょう。料理の献立としては、焼き魚、卵、納豆、みそ汁、漬物など典型的な和食がおすすめです。朝食でヨーグルトを食べたい場合は、レンジでチンして少し温めてください。

❸昼食は軽めにし、糖質を80～100グラムに抑える

昼食を多くとると、食後すぐに副交感神経が優位になって眠くなるので、軽くすませましょう。目安としては**糖質80～100グラム（市販のおにぎり2個程度）**をとると効率よくエネルギーが代謝され、14時ごろに体温がピークに達します。

❹おやつにはコップ1杯分のハチミツレモン水（常温）を飲む

14時を過ぎると副交感神経が優位になり、体温も下がるので、夕方までの活動性を保つためにおやつをとります。おすすめは、**コップ1杯分（約200ミリリットル）のハチミツレモン水**です。作り方は、レモンをスクイーザーで搾り、その果汁とハチミツ適量を水に混ぜます（分量は、レモン1個分ならハチミツ大さじ3～4杯、水1リットル。作り置く場合は要冷蔵）。飲む1時間前に冷蔵庫から出して、常温で飲みましょう。

❺夕食では体を冷やす食材をとる

体を温める食材と冷やす食材

体を冷やす食べ物

葉野菜	キャベツ、ハクサイ、ホウレンソウなど 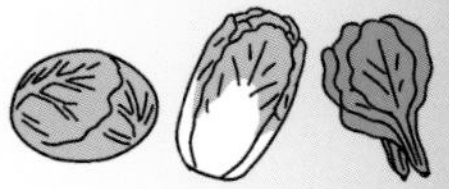
その他の野菜	トマト、キュウリ、ダイコンなど 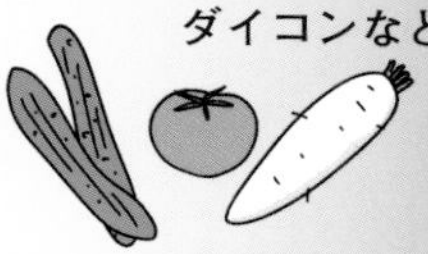
暑い地方でとれた食材	スイカ、バナナ、パイナップルなどの果物 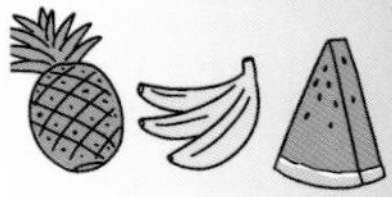
グリシンの豊富な食材	エビ、カニ、ホタテなど甲殻類や貝類 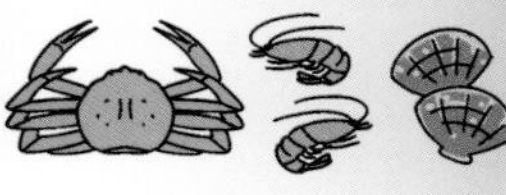

体を温める食べ物

根菜類	ゴボウ、ニンジン、ショウガ、ヤマイモなど 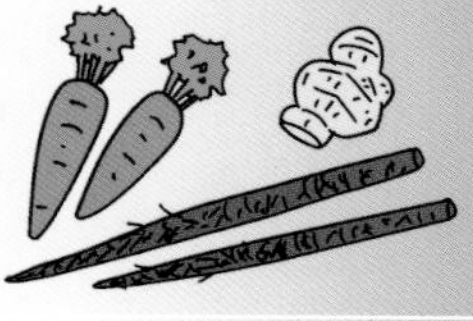
寒い地方で育った食材	サケ、イクラなど 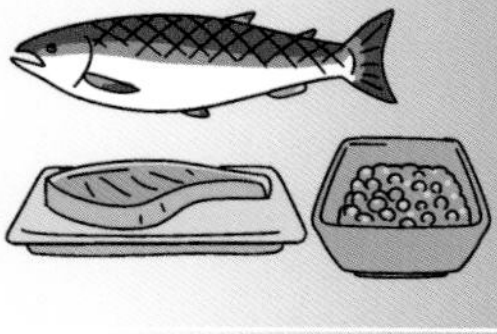
発酵食品	納豆、みそ、ぬか漬けなど 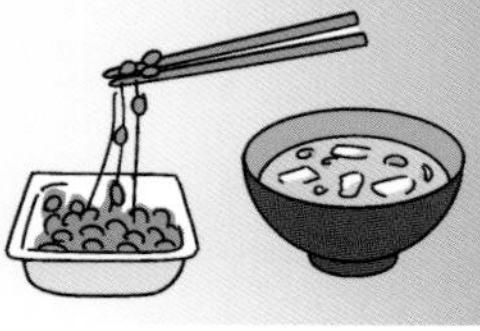

夕方から夜にかけて体温を下げるため、夕食で**体を冷やす食材**（上の図参照）をとります。なお、興奮を鎮めて体温を下げる作用のある**ギャバ（γ《ガンマ》-アミノ酪酸《らくさん》）**が豊富な**発芽玄米、ジャガイモ、チョコレート**をとると寝つきがよくなります。

❻就寝前にコップ1杯分の冷たい水を飲む

夕食で下げた体温をさらに下げるため、就寝前に**コップ1杯分（約200ミリリットル）の水**を飲みます。就寝前の体温が昼に比べて明らかに下がっているなら常温の水、あまり下がっていないなら冷蔵庫で冷やした水を飲んでください。

PPPDを招く自律神経の乱れを整えるには「四股踏み」も効果的で、平衡感覚が鍛えられめまいが改善

自律神経のバランスを整えるなら、「体操」を行うことも有効です。適度に体を動かすと心身の緊張が緩和され、交感神経の高ぶりを鎮める効果が期待できるのです。ただし、激しい運動は逆効果なのでＮＧ。ゆっくりと無理なくできる体操やウォーキング、バランス運動などが適しています。

また、めまいは、平衡《へいこう》機能をつかさどる耳（前庭《ぜんてい》覚）、位置や動きを確かめる目（視覚）、地面を踏みしめる足裏（体性感覚）が衰えたり、平衡感覚を集約する小脳の働きが低下したりすると起こりやすくなります。これは回転性めまいだけでなく、フワフワしためまいが現れるＰＰＰＤについても同様です。

めまいの患者さんが体操を行うと、衰えた平衡感覚を鍛え直す効果が期待できます。自律神経の乱れによるめまいの場合でも、さまざまな体操を取り入れた運動療法が効果的です。

中でも、私がＰＰＰＤの患者さんにすすめているのは**「四股《しこ》踏み」**です。四股踏みとは、力士が土俵で行う足上げ動作のこと。本来、四股踏みには土俵の邪気を払う儀式的な意味合いがありますが、下半身の筋肉を鍛えたり、股《こ》関節を柔軟にしたりする効果があることから、力士の稽古《けいこ》にも取り入れられています。

四股踏みは、腰を落とした状態から片足を大きく上げるので、かなりのバランス感覚が必要になります。そのため、この動作をくり返すことで**耳、目、足裏の感覚が研ぎ澄まされ、小脳がフル稼働し、平衡感覚を抜群に鍛えられる**のです。

さらに、四股踏みをやるとお尻《しり》や太ももの筋肉、深部筋肉（体の奥深いところにある筋肉）の腸腰筋が強化され、**下半身が安定する**ようになります。

やり方は、両足を大きく開いて腰を落とし、手をひざに添えた状態から片方の足をできるだけ高く上げ、ゆっくりと下ろします。これを左右の足で交互にくり返します。ＰＰＰＤの改善を目的に行うなら、１セット10回を目安に毎日３セットを行いましょう。くわしくは、96ページの図を参照してください。

やり方のポイントとしては、上げた足をできるだけ高く上げるように意識することです。本格的な四股踏みでは、上げた足を一直線に伸ばしますが、一般の人はできる範囲で伸ばすだけでも大丈夫です。

四股踏み

片足を上げて下半身の筋肉や平衡感覚を鍛え、自律神経を整える体操。

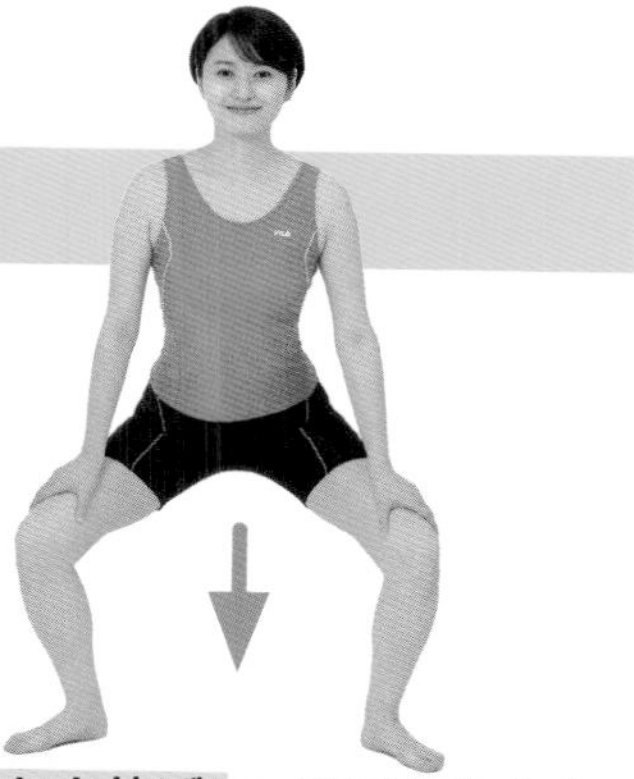

❶ 背すじを伸ばし、両またを大きく開いて腰を落とす。両手はひざの上に置く。

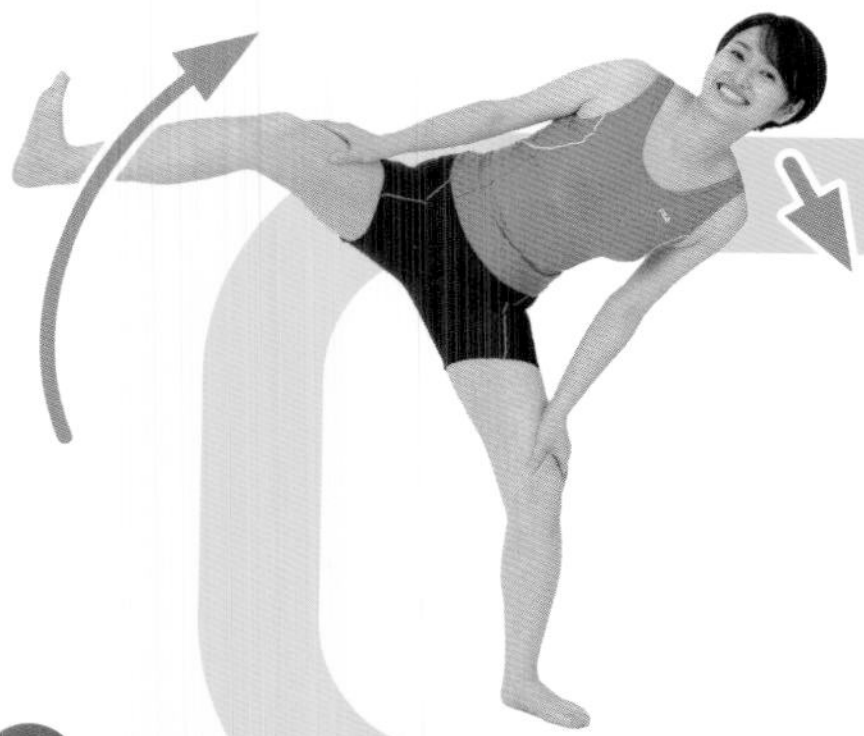

❷ 片方の足をできるだけ高く、ゆっくりと上げる。軸足はひざをなるべく伸ばす。

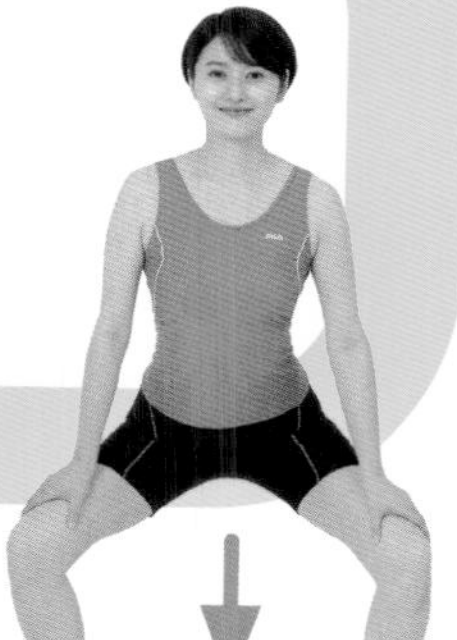

❸ 上げた足をもとに戻し、❶の状態に戻る。

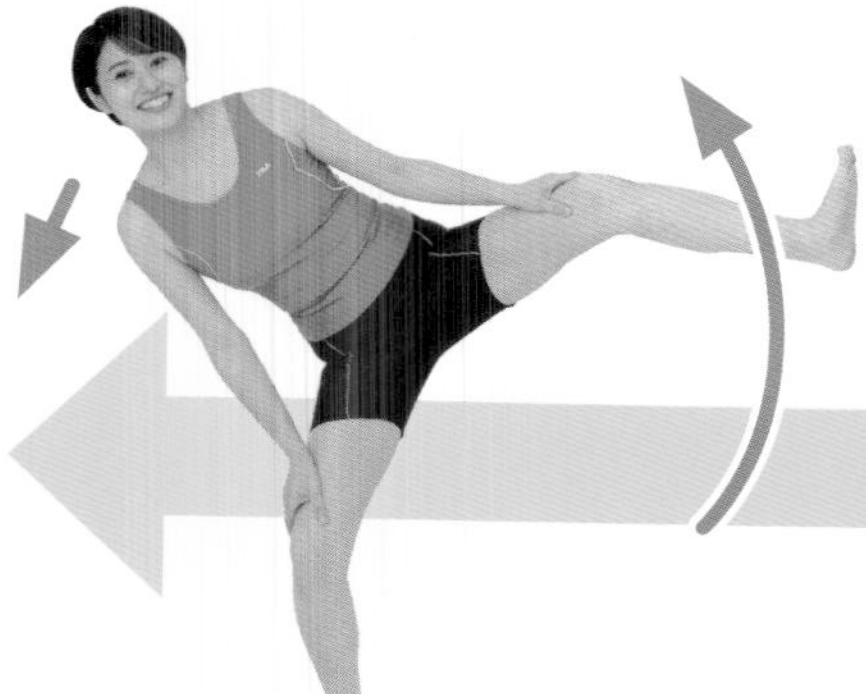

❹ 左右の足を替えて、❷と同じように行う。

ポイント
- 1セット、10回を目安に行う。
- 上げた足をできるだけ高く上げ、一直線になればベスト。

❶～❹を10回で1セット 1分

1日3セット行う

PPPDの改善には四股踏みに加えて「タオル踏み」や「首引き」などの効力アップ体操「背骨バランス体操」も行えば完璧

私のクリニックでは、フワフワしためまいが現れるPPPDの運動療法として「背骨バランス体操」を考案し、四股《しこ》踏みとともに指導しています。

背骨の中でも頸椎《けいつい》（背骨の首の部分）は、頭部を支える重要な部位であり、そこに異常があるとPPPDが起こりやすくなります（103ページ参照）。背骨バランス体操は、頸椎を中心に背骨のゆがみを正す「首引き」（98ページ参照）、「背骨反らし」（100ページ参照）、「背骨ひねり（座位）」（101ページ参照）、「背骨ひねり（立位）」（102ページ参照）と、足裏をあえて不安定な状態にして足踏みをする「タオル踏み」（99ページ参照）の5つのエクササイズから構成されます。それぞれ1日に3セットずつ、ひととおり行いましょう。

行うタイミングとしては、**朝なら朝食前に白湯《さゆ》（91ページ参照）を飲んだ後、夜なら就寝の1～2時間前に行うのがおすすめです。**

背骨バランス体操① 首引き

首の柔軟性と血流を改善し、自律神経を整える体操。

❶ イスに座り、タオルの両端をそれぞれ左右の手で持つ。タオルの中央を後ろ首に当て、軽く前方に引っぱる。これが基本姿勢。

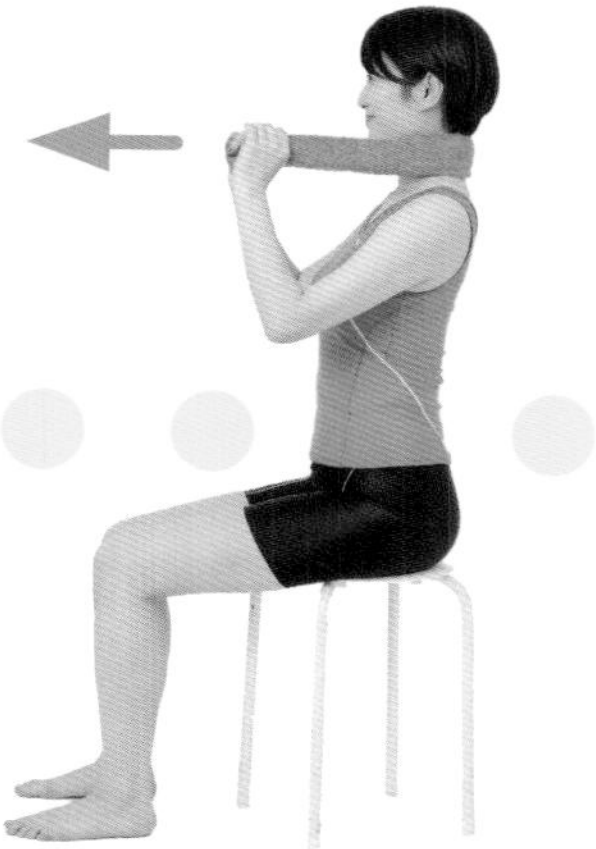

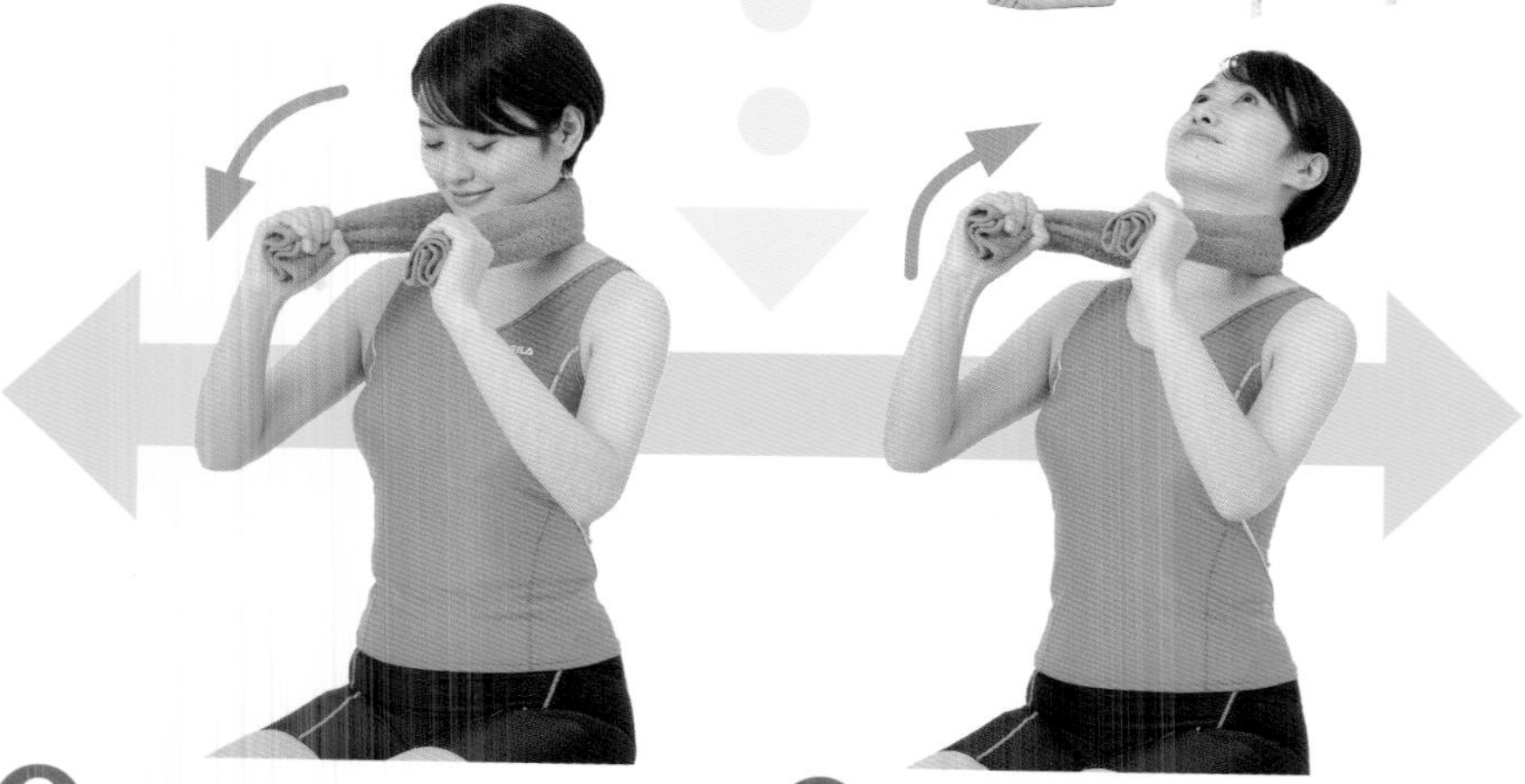

❸ 顔を下ろして前方を向き、❶の基本姿勢に戻る。❷～❸の動作を交互にくり返す。

❷ タオルが当たっている部分を支点にして、顔を上に向ける。

ポイント
・1セット、20回を目安に行う。
・タオルを強く引っぱらない。
・ネコ背にならず、背すじを伸ばす。

❷～❸を20回で
1セット 1分
1日3セット行う

背骨バランス体操② タオル踏み

不安定な状態から足裏に刺激を与えることで、平衡《へいこう》感覚を養う体操。

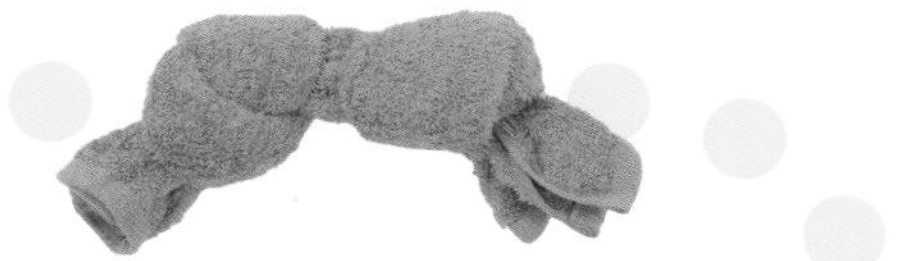

❶ タオルの両端に結び目を作り、床に置く。

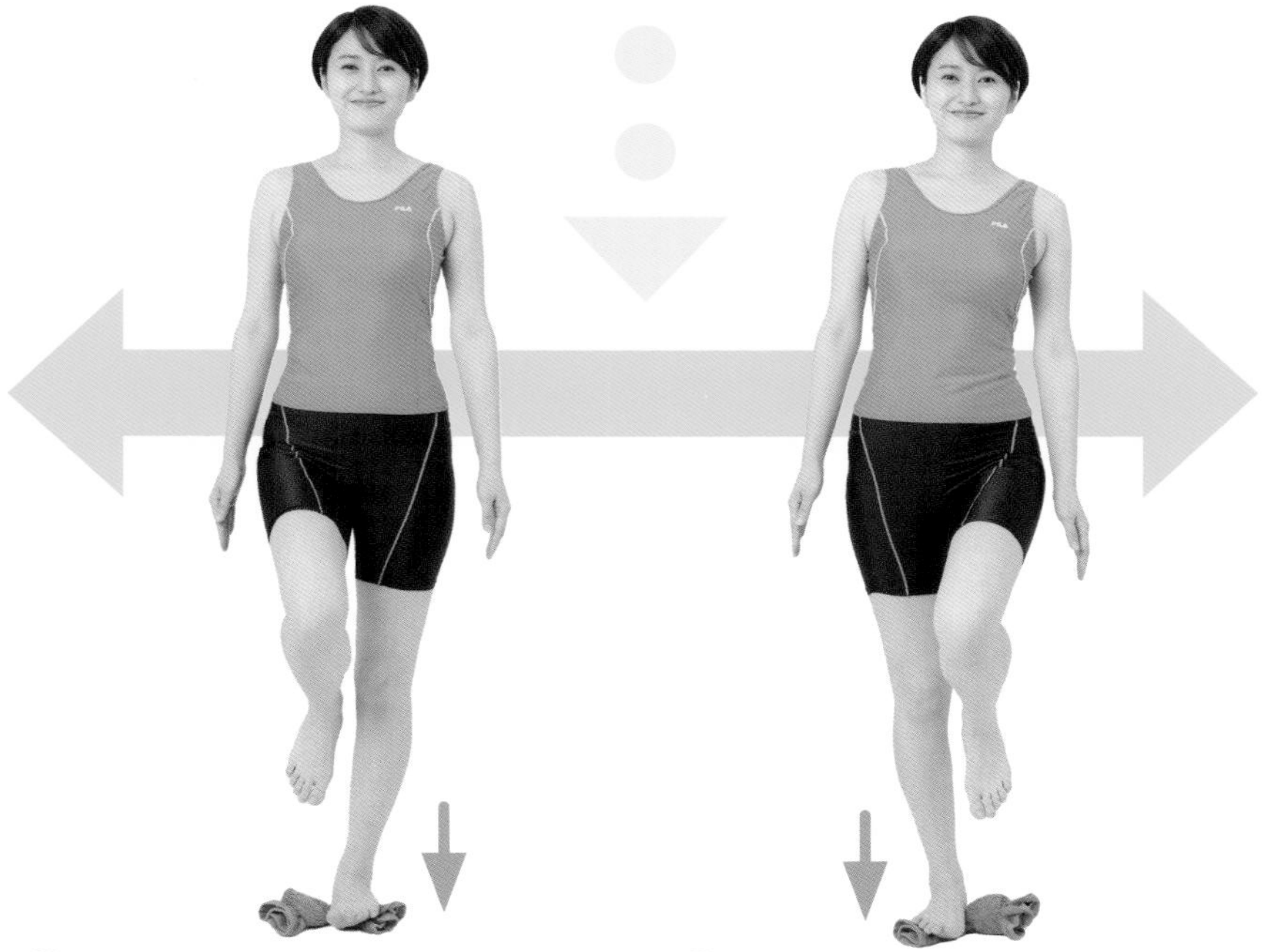

❷ タオルの右側の結び目を右足で踏む。

❸ タオルの左側の結び目を左足で踏む。❷〜❸の動作をくり返し、足踏みをする。

ポイント
- 1セット、50回を目安に行う。
- 体がふらつく人は、イスに座って行う。
- 靴下を履いて行ってもいいが、裸足のほうが転倒しにくい。

❷〜❸を50回で1セット 1分
1日3セット行う

背骨バランス体操③ 背骨反らし

背骨の可動域を広げて背筋の柔軟性や血流を改善し、自律神経を整える体操。

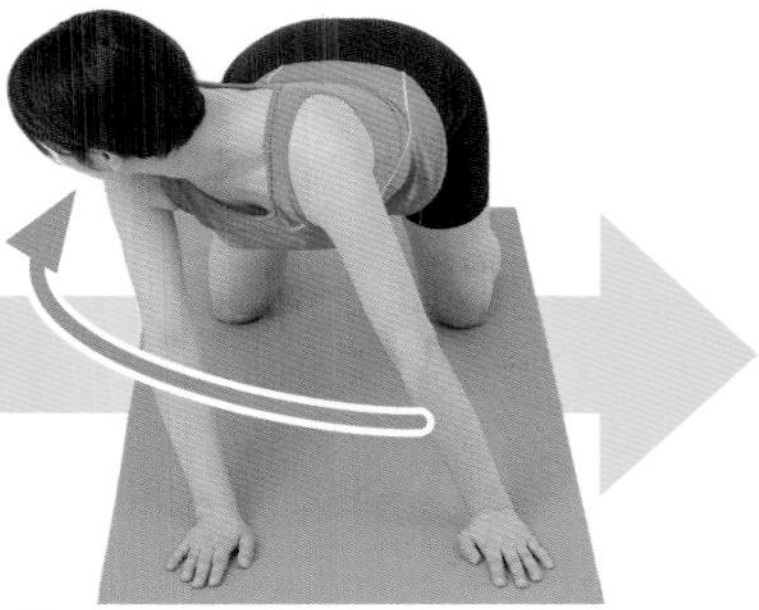

1 四つんばいの状態から、背骨をしっかりと動かして右後方に振り向く。

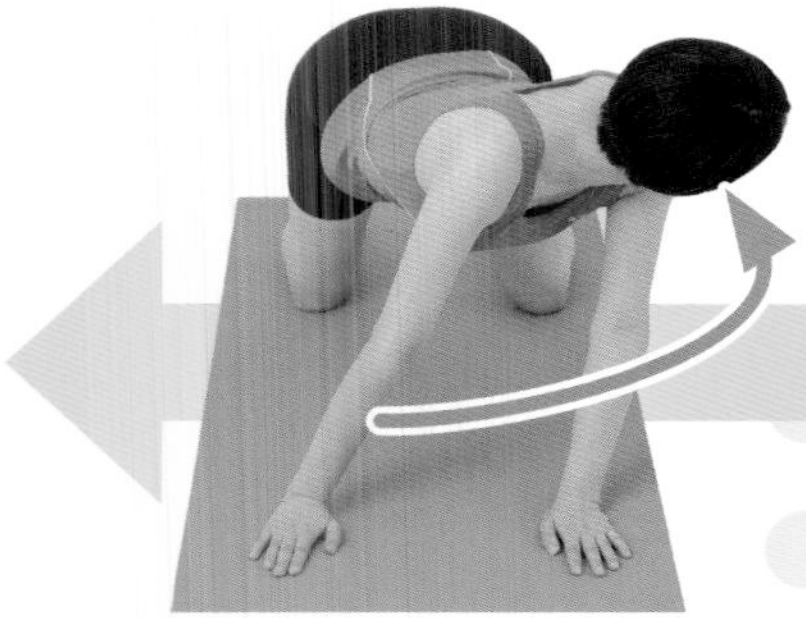

2 同様に左後方に振り向く。
❶と❷を10回くり返す。

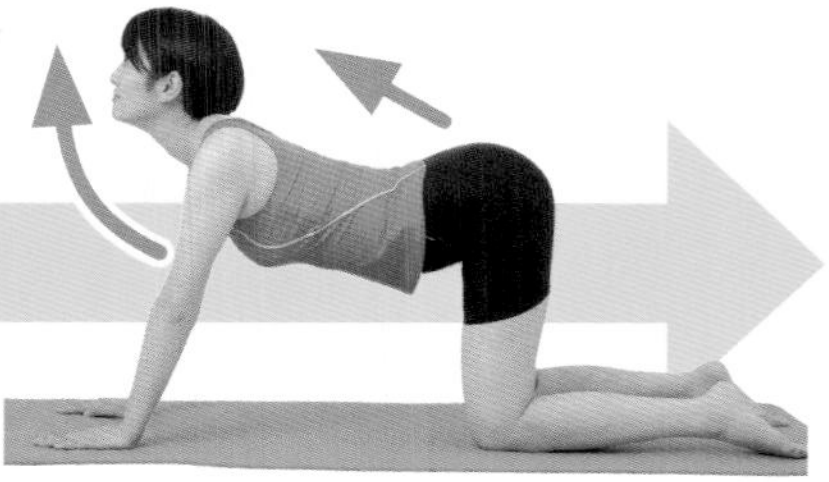

3 四つんばいの状態から、あごを上げて背すじを伸ばす（背骨を前方へ動かす）。

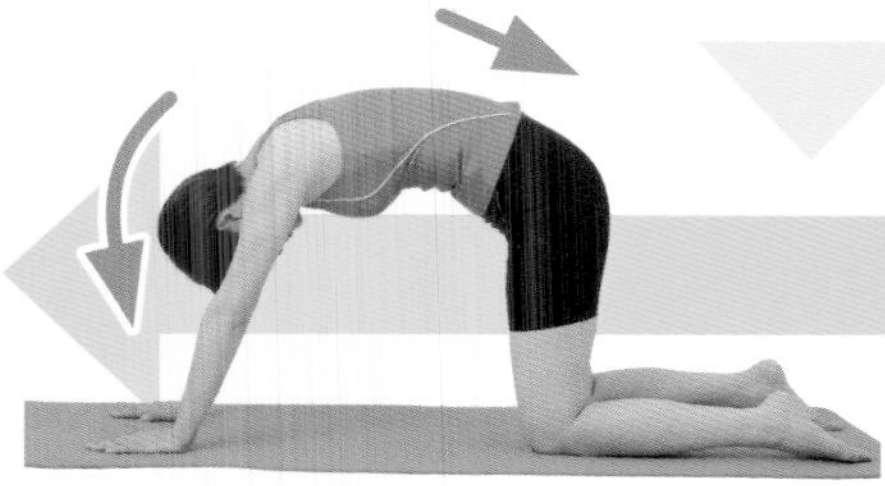

4 あごを引き、おじぎをするように背中を丸める（背骨を後方へ動かす）。❸と❹を10回くり返す。

ポイント
- 1セット、計20回を目安に行う。
- 首、胸、腰をしっかりと動かす。
- 途中でめまいがしたら休憩する。
- 痛みがあるときは無理をしないこと。

①～④で1セット 1分
1日3セット行う

背骨バランス体操④ 背骨ひねり（座位）

体のバランス感覚を養うとともに自律神経を整える体操。

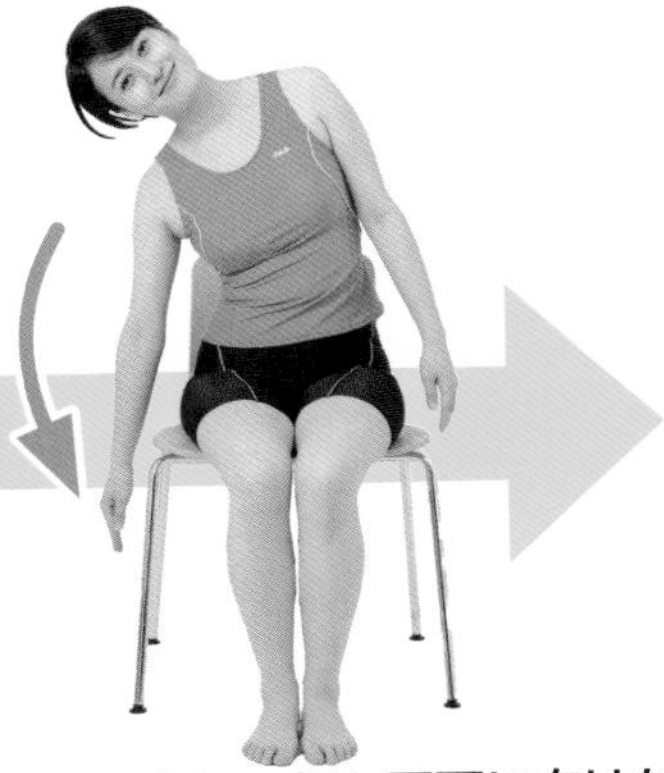

1 イスに座り、顔を正面に向けながら、上体をできるだけ右側に傾ける。

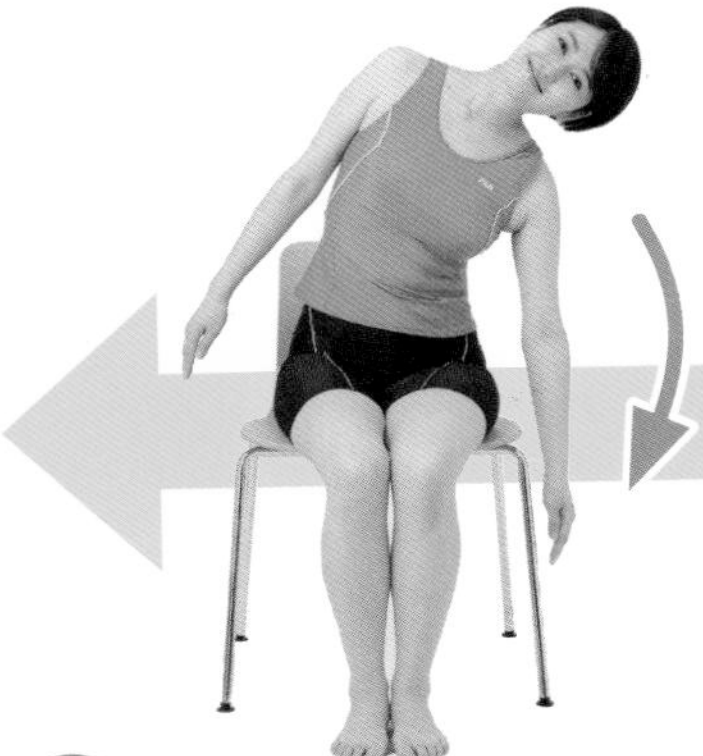

2 同様に、上体をできるだけ左側に傾ける。❶と❷を10回くり返す。

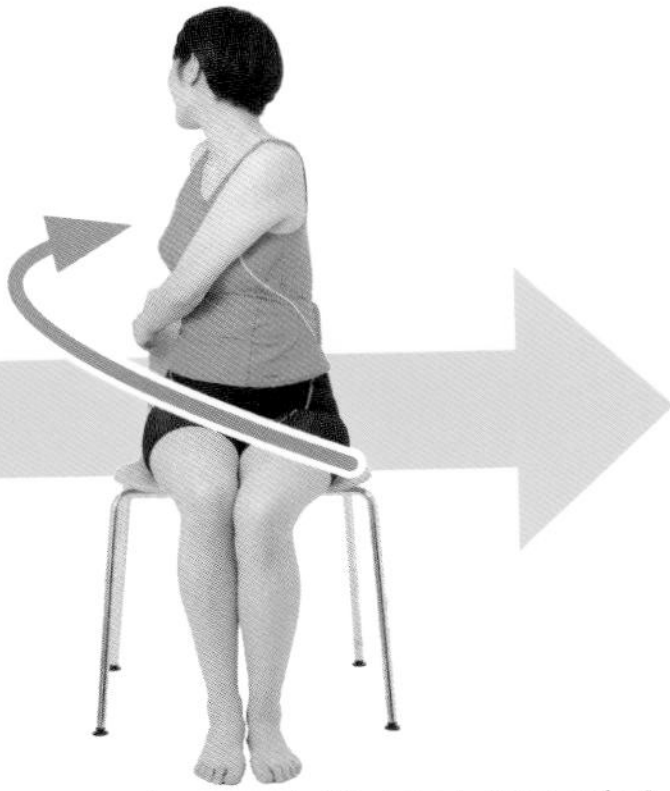

3 イスに座り、上体をできるだけ右側にひねる。

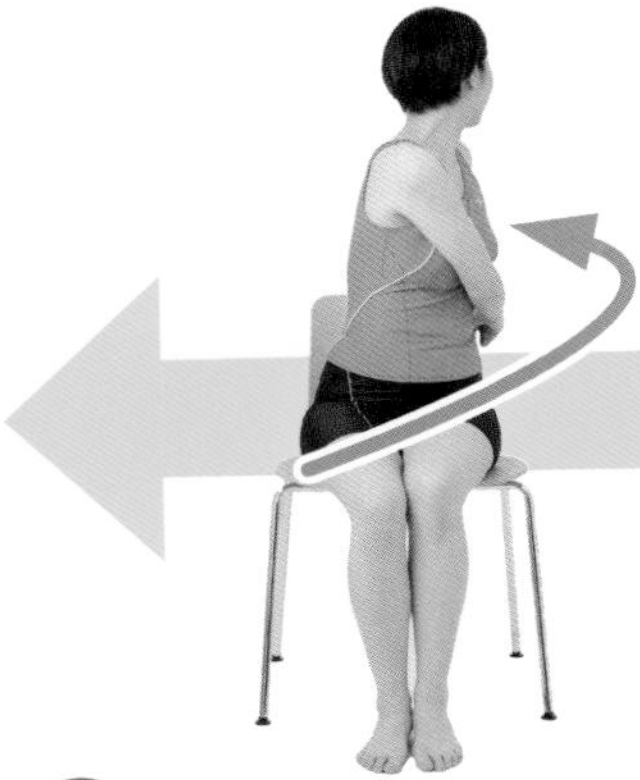

4 同様に、上体をできるだけ左側にひねる。❸と❹を10回くり返す。

ポイント
- 1セット、計20回を目安に行う。
- ❸、❹はイスの背もたれをつかみながら行ってもOK。

❶～❹で 1セット 1分
1日3セット行う

背骨バランス体操⑤ 背骨ひねり（立位）

体のバランス感覚を養うとともに自律神経を整える体操。

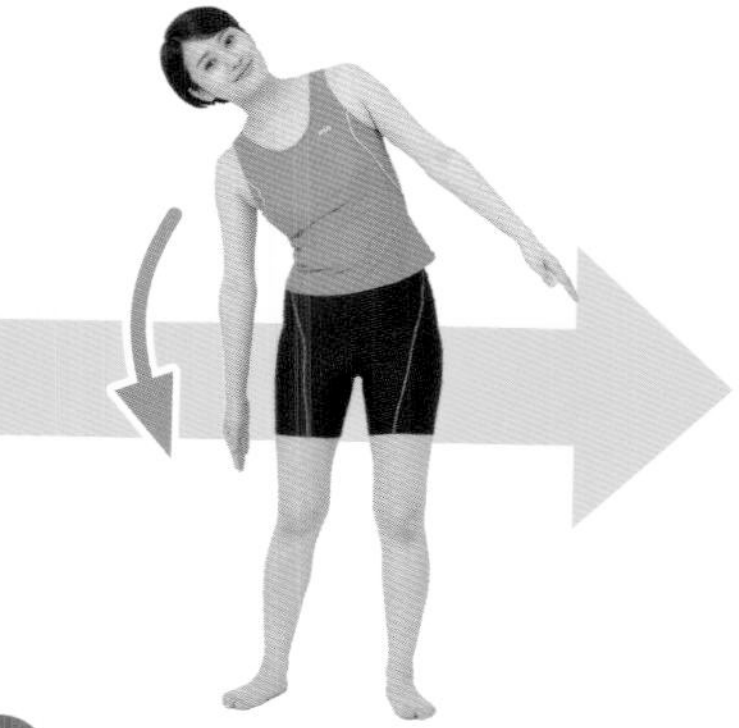

❶ 両足を肩幅に開いて立ち、顔を正面に向けながら上体をできるだけ右側に傾ける。

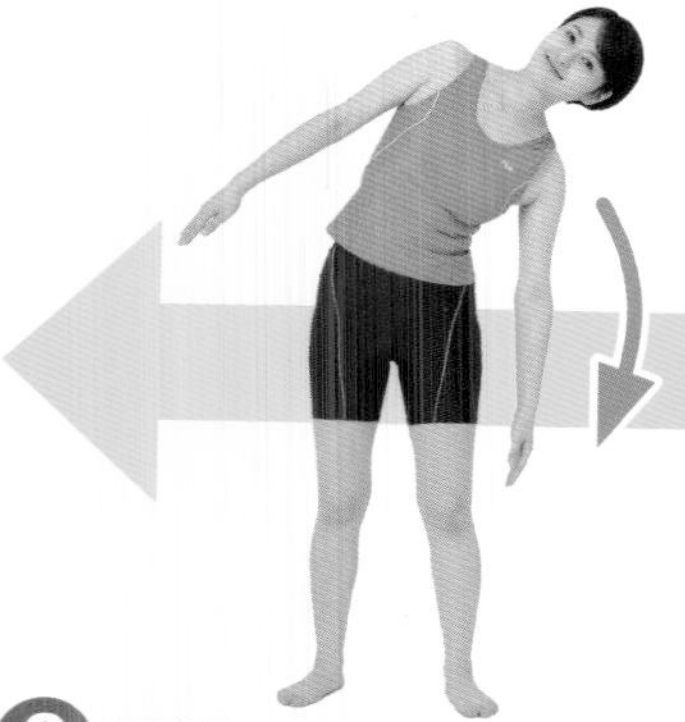

❷ 同様に、上体をできるだけ左側に傾ける。❶と❷を10回くり返す。

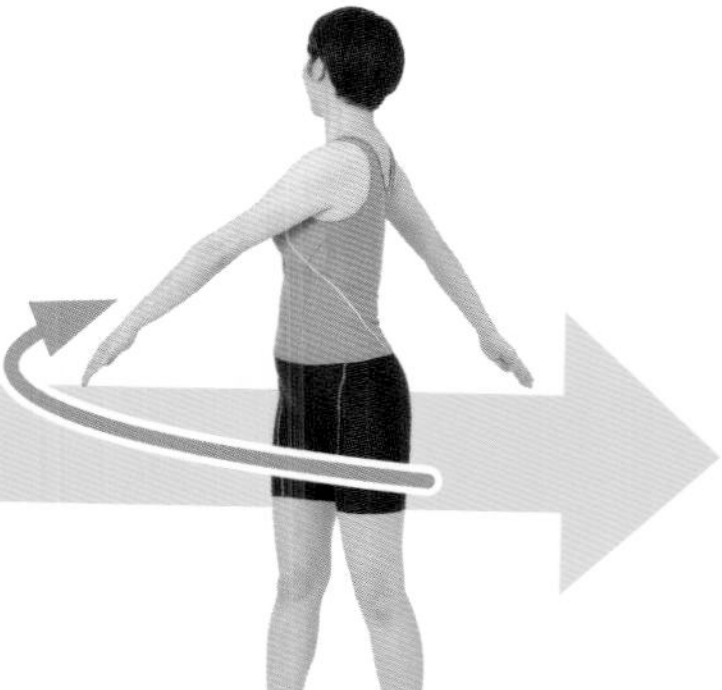

❸ 両足を肩幅に開いて立ち、上体をできるだけ右側にひねる。

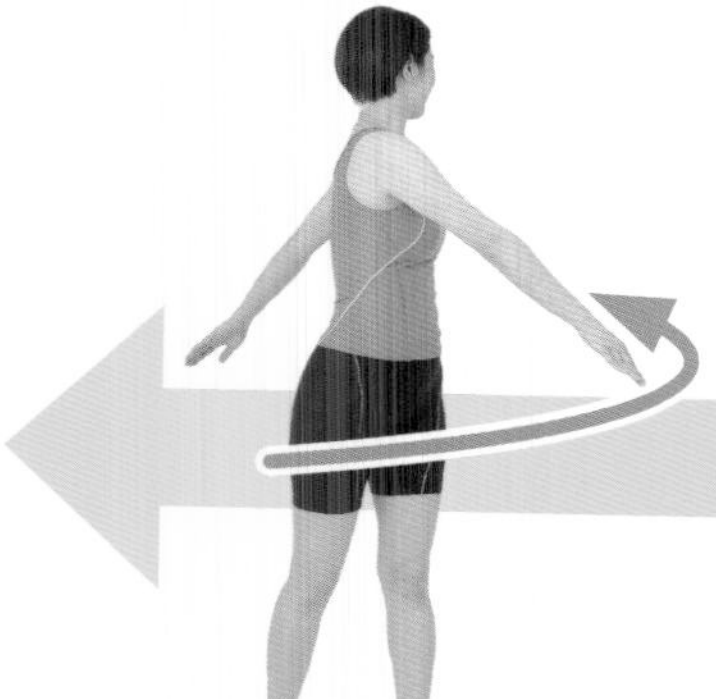

❹ 同様に、上体をできるだけ左側にひねる。❸と❹を10回くり返す。

ポイント
- 1セット、計20回を目安に行う。
- めまいや痛みがあるときは無理をしない。
- 転倒しないように注意して行う。

❶～❹で 1セット 1分
1日3セット行う

背骨バランス体操はストレートネックやスマホ首などによる頸椎の異常が原因で起こるPPPDにも有効

フワフワしためまいが現れるPPPDの原因には、自律神経の乱れだけでなく、頸椎《けいつい》（背骨の首の部分）の異常が関係していることもあります。

背骨は椎骨という小さな骨が積み重なってできており、本来なら横から見るとS字状のカーブを描いています。このカーブがクッションの役割を果たし、頭部の重みや地面からの衝撃を分散しているのです。ところが、パソコンやスマートフォンを多用する現代人はねこ背であることが多く、頸椎がまっすぐになる**「ストレートネック」「スマホ首」**が急増しています。そうなると、首のクッション機能がうまく働かなくなり、地面からの襲撃が直接、脳に伝わるようになります。その影響でPPPDのような浮動性めまいが起こることがあるのです。

背骨バランス体操を行うと頸椎の生理的彎曲《わんきょく》（カーブ）が回復し、地面からの衝撃を分散できるようになるのでPPPDの改善に役立ちます。

症例報告

目がグルグル回るめまいの後に現れたフワフワするめまいに悩んだが、食事の見直しと背骨バランス体操で2週間後に改善

中村園子《なかむらそのこ》さん（仮名・53歳）は、**10年前に目がグルグルと回る回転性めまいに襲われました**。救急車で病院に運ばれ、点滴を受けたところ翌日には治りましたが、医師から「もしかしたら再発するかもしれません」といわれたそうです。

しばらくは何ごともなく平穏に過ごしていた中村さん。しかし、**4年前からフワフワとしためまいが現れるようになりました**。その後、**外出時に何度も体のバランスをくずして転倒しそうになった**ため、たまらず私のクリニックを受診したのです。

検査の結果、更年期障害とともに**PPPD**を併発していることが判明。そこで私は**毎日の体温チェック**と**食事療法**、**背骨バランス体操**を指導し、自宅で実践するようにすすめたのです。

中村さんは、1日3回きちんと検温し、食事のとり方を見直して、背骨バランス体操にも積極的に取り組んでくれました。

すると、**2週間後から体が安定するようになり、体温が昼高温タイプに変化**。それからまもなく、**フワフワと浮いているような感じが消失し、めまいを克服できた**のです。

第5章

60代以上に急増する「高齢めまい・ふらつき」が「耳トレ足踏み」で軽快し、ふらつきなくスタスタ歩けた! 前庭神経炎やハント症候群、突発性難聴のめまいも改善!

新井基洋 横浜市立みなと赤十字病院めまい平衡神経科部長

65歳以上で起こるめまい・ふらつきは小脳・内耳・筋力の衰えで起こり、寝たきりを招く転倒リスクが2倍に上昇

みなさんはめまいと聞くと、目がグルグル回る「回転性めまい」をまっ先に思い浮かべると思いますが、めまいには、ほかにもフワフワと浮いた感じがする「浮動性めまい」と、足もとがおぼつかずにフラフラする「不安定性めまい」があります（12ページ参照）。実は、回転性めまいを訴えて来院する患者さんよりも、浮動性めまいや不安定性めまいを訴える患者さんのほうが多く、私の外来では両者を合わせると70％くらいになります。その多くが高齢の患者さんです。

特に65歳以上の高齢者では、めまいやふらつきを訴える人が急増します。左ページの表は、めまいを訴える人の男女別・年齢別の割合です。男女ともに65歳から急に増えているのがわかります。65歳以上では、1000人当たり男性23・0人、女性35・9人がめまいに悩んでいるのです。

めまいと大きなかかわりのある小脳や内耳《ないじ》にある耳石器《じせきき》は、50代から衰えはじ

めまいに悩む人（男女別有訴者率）

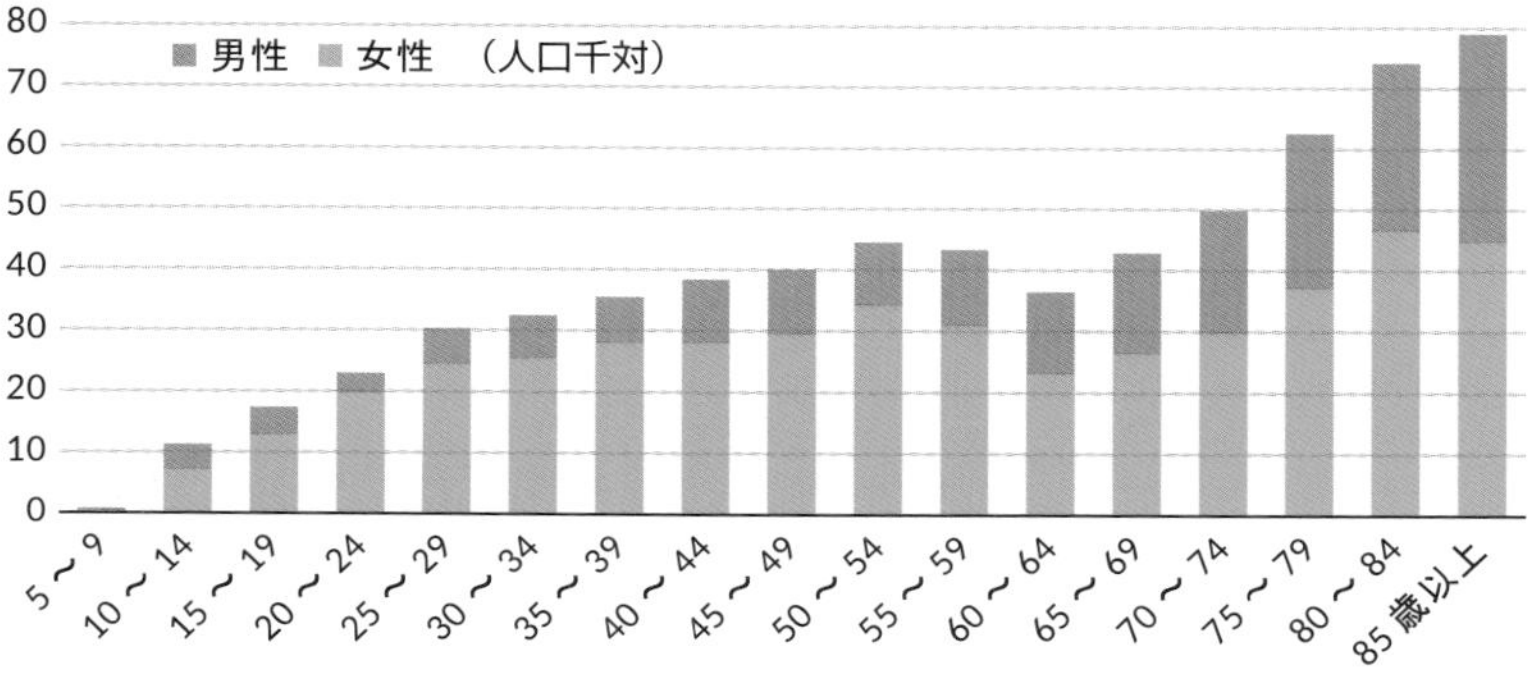

**全年齢平均では1000人当たり男性12.5人、女性27.6人で女性が多い。
65歳以上になると男性23.0人、女性35.9人にまで増加する。**

厚生労働省「国民生活基礎調査」（2022年）

め、平衡《へいこう》感覚をつかさどる三半規管は70代から機能が低下していきます。目の調節力も衰え、20代で0・8近くある動体視力は40代から急速に低下し、70代では0・1近くまで下がるという報告もあります。また、**高齢者の場合、何もしなければ筋肉が年間2%ずつ減少するといわれています。**特に足腰の筋力が低下すると、体のバランスをコントロールするのが難しくなり、めまいやふらつきがあればすぐに転んでしまいます。

実際、65歳以上でめまいやふらつきがある人は、転倒するリスクが2倍に上昇します。転倒は寝たきりの原因になるばかりでなく、死亡事故にもつながります。現在、高齢者の転倒・転落による死亡事故は年間1万人に迫る勢いで、交通事故の4倍以上です。健康で長生きするためには、めまい・ふらつき予防と足腰強化のための運動が欠かせないのです。

高齢めまい・ふらつきに最適な体操は「耳トレ足踏み」で、ふらつき・つまずきが激減し健康寿命も延びる

65歳以上の高齢になってから現れるめまいやふらつきは、内耳《ないじ》などの感覚器や神経、運動器の加齢変化が複雑に絡み合っています。ここでは、こうしためまいやふらつきを**「高齢めまい」（専門的には加齢性平衡《へいこう》障害）**と呼びます（19ジペー参照）。

高齢めまいで問題なのは、どの診療科を受診すればいいのかわからないことや、症状があっても原因がはっきりわからず「年のせい」で片づけられてしまい、きちんとした治療を受けられない人が多いことです。65歳以上で、めまいやふらつき、フワフワする違和感を覚えたら、耳鼻咽喉《いんこう》科を受診しましょう。

高齢めまいを放置して体を動かさないと症状がどんどん悪化するので、早期から積極的にリハビリを行う必要があります。おすすめの体操は、衰えた平衡感覚や筋力を一挙に強化する**「耳トレ足踏み」**です。ふらつきやつまずきを激減させ、健康寿命を一気に延ばしてくれる体操なので、ぜひ毎日行ってください。

耳トレ足踏みは「前庭神経炎」や「めまいを伴う突発性難聴」「ハント症候群」のめまい解消にも有効

内耳《ないじ》やその周囲の神経への障害で起こる**「前庭《ぜんてい》神経炎」「めまいを伴う突発性難聴」「ハント症候群（正式にはラムゼイ・ハント症候群）」**などの病気は、症状が治まった後にもめまいが残ってしまうことがありますが、そうした**後遺症にも「耳トレ足踏み」は有効**です。それぞれの病気について説明しましょう。

●前庭神経炎……激しい回転性めまいが現れる病気です（23ページ参照）。前庭神経は、前庭（三半規管や耳石器《じせきき》）からの情報を脳に伝える神経で、この部分になんらかの障害が起こるのが前庭神経炎です。前庭は平衡《へいこう》感覚を感じ取る重要な器官なので、片方の前庭神経に障害が起これば、

前庭神経炎

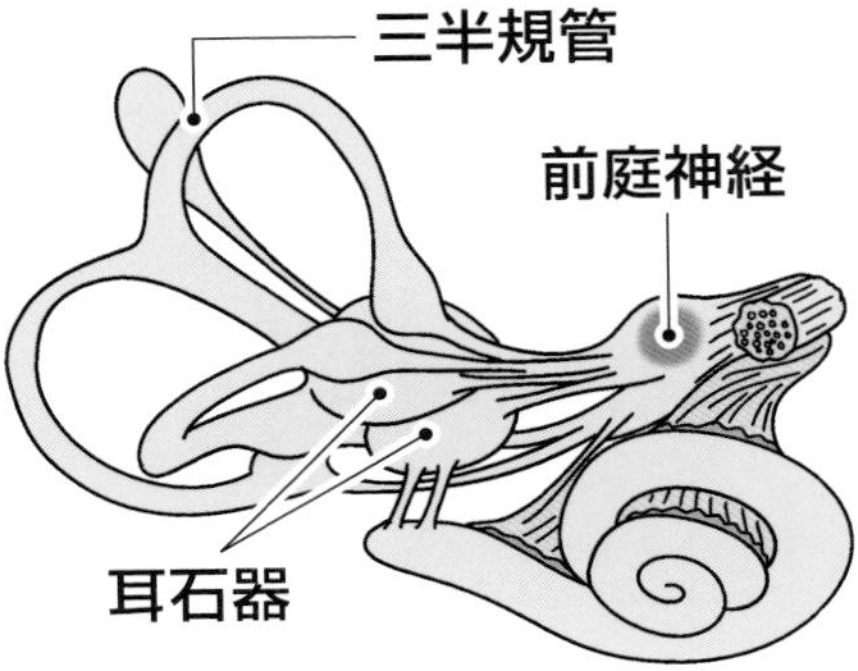

平衡感覚をつかさどる三半規管や耳石器につながる前庭神経が障害され、めまいやふらつきが起こる。

脳にバランスの左右差が起きた情報を送り、結果、激しいめまいが生じます。

前庭神経炎では、入院してステロイド薬などによる薬物治療を行います。激しいめまいは1週間ほどで軽快しますが、その後に、体を動かすとめまいやふらつきが生じる後遺症が残ることがあります。耳トレ足踏みは、そうした症状の回復に効果のある体操です。

●めまいを伴う突発性難聴……片側の耳の聞こえが突然悪くなる病気です（24ページ参照）。高度難聴の場合はめまい発作が高率で起こります。めまい発作は最初の1回だけですが、難聴の治療後にもめまいやふらつきが後遺症として残ることがあります。めまいやふらつきのリハビリには、足裏からの刺激や立った状態での平衡感覚の訓練が有効なので、耳トレ足踏みが最適といえます。

●ハント症候群……子供のころにかかった水ぼうそう（水痘《すいとう》）のウイルスが顔面神経に残っていて、免疫力や体力が低下したときに再活性化して発症する病気です。耳の周囲に赤い発疹《ほっしん》や水疱《すいほう》ができ、顔面神経や内耳神経が障害されて、顔面神経マヒやめまい、耳鳴り、難聴などの症状が現れます。

治療では薬物療法を行います。めまいやふらつきが後遺症として残ることがありますが、前庭神経炎などと同様に耳トレ足踏みで回復が望めます。

耳トレ足踏みのやり方は簡単で、片足立ちや爪先立ちで平衡感覚を養い姿勢を保つ筋肉を鍛えてフレイルを予防

耳トレ足踏み

1. ゆっくり足踏み
2. 爪先立ち
3. 片足立ち
4. 横キョロキョロ
5. 縦キョロキョロ
6. 首かしげ足踏み

「耳トレ足踏み」は、耳（前庭覚《ぜんていかく》）や足裏（体性感覚）のトレーニングと、足腰の筋力を強化してフレイル（心身の虚弱）を防ぐリハビリです。

行う体操は「❶ゆっくり足踏み」「❷爪先立ち」「❸片足立ち」「❹横キョロキョロ」「❺縦キョロキョロ」「❻首かしげ足踏み」の6つです。❶❷❸は、主に耳と足裏の神経のつながりを強めてバランス感覚を養うとともに、足腰の筋力を高めて踏んばる力を鍛え、ふらつかずに歩けるようにする体操です。転倒防止のために壁に片手をつきますが、慣れないうちは両手をついたり机につかまったりして行いましょう。❹❺は、目（視覚）と脳の神経のつながりを強めて動体視力を鍛えます。❻は平衡感覚と足腰の筋力強化をひとまとめにした応用編の体操です。ぜひチャレンジしてみてください。

耳トレ足踏み① ゆっくり足踏み

体操の効果
- まっすぐに歩けないほどのめまいが改善
- 足腰の筋力強化

基本の姿勢

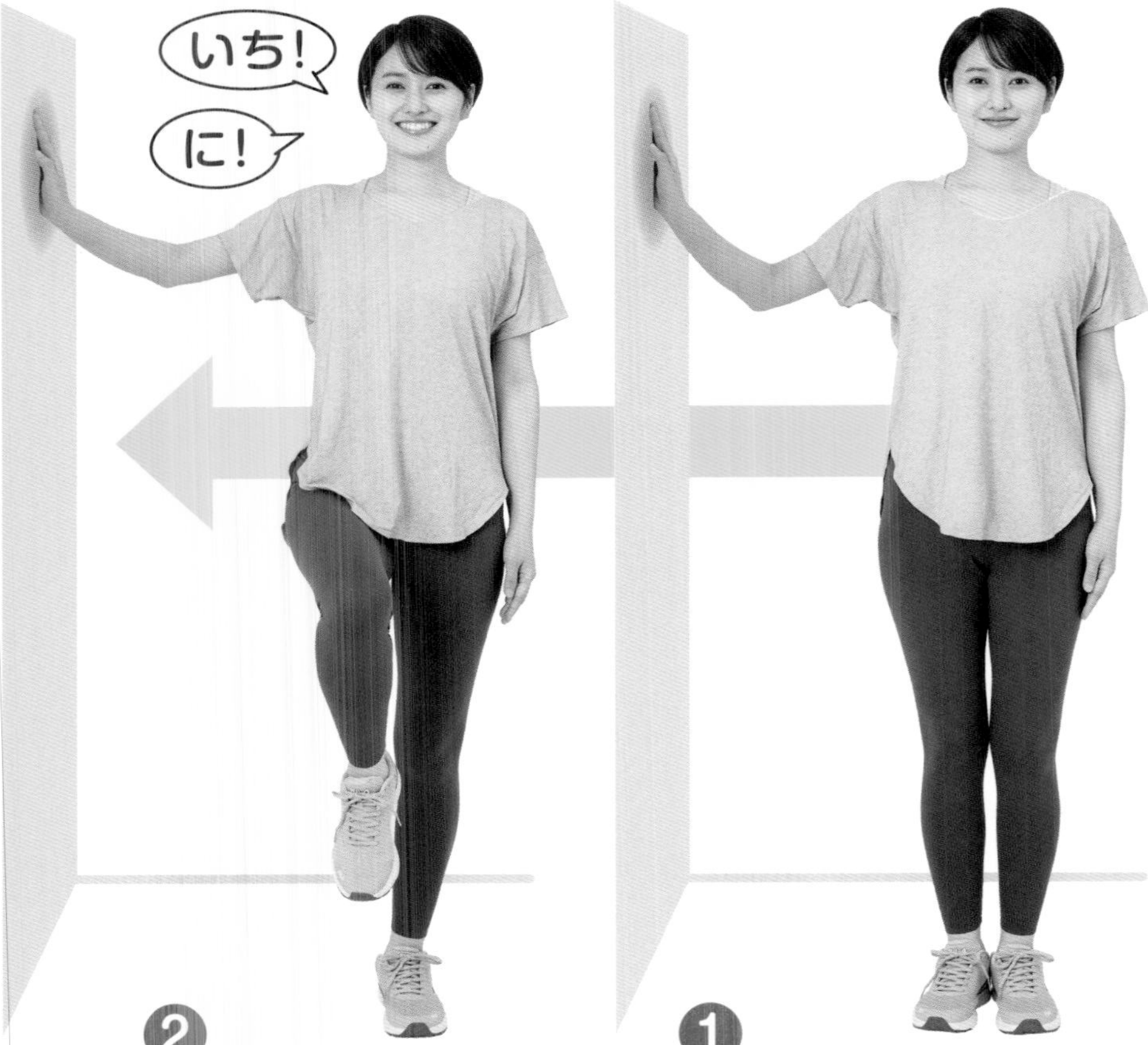

1

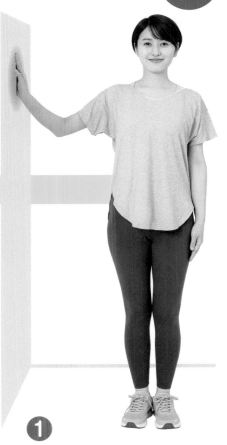

壁に手をついて、目線はまっすぐ前に向ける（基本の姿勢）。

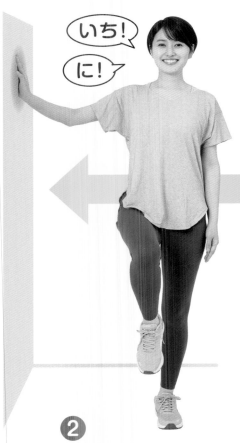

2

「いち！」「に！」と大きな声で数を数えながら、ゆっくりしたペースで足踏みを１分間続ける（30秒でも可）。

●転倒が心配な人は両手をついて行おう

高齢で足腰の筋力の衰えた人や、めまいの症状が重く運動中に転倒しそうで怖いという人は、机や壁に両手をついて体操を行うといい。

※ゆっくり足踏み以外でも、立って行う体操のときは、机や壁を上手に活用しよう。

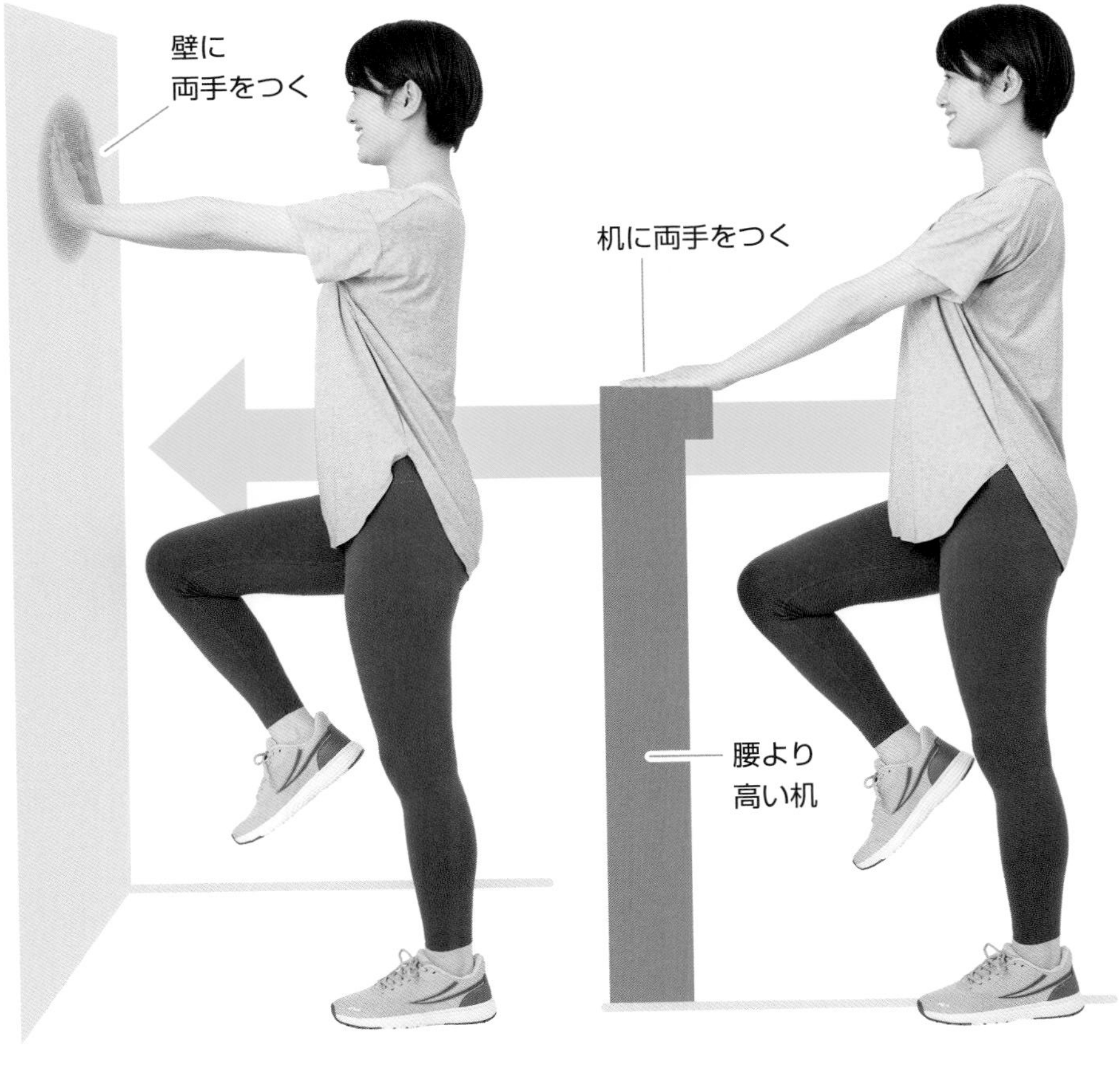
壁に
両手をつく
机に両手をつく
腰より
高い机

①～②で
1セット 1分
1日3セット行う

ポイント
・太ももをできるだけ高く上げる。
・続けて行うのがつらいときは無理をせず、途中で休みを入れるようにする。

耳トレ足踏み② 爪先立ち

体操の効果 立ち上がるときや歩くときのめまいやふらつきが改善

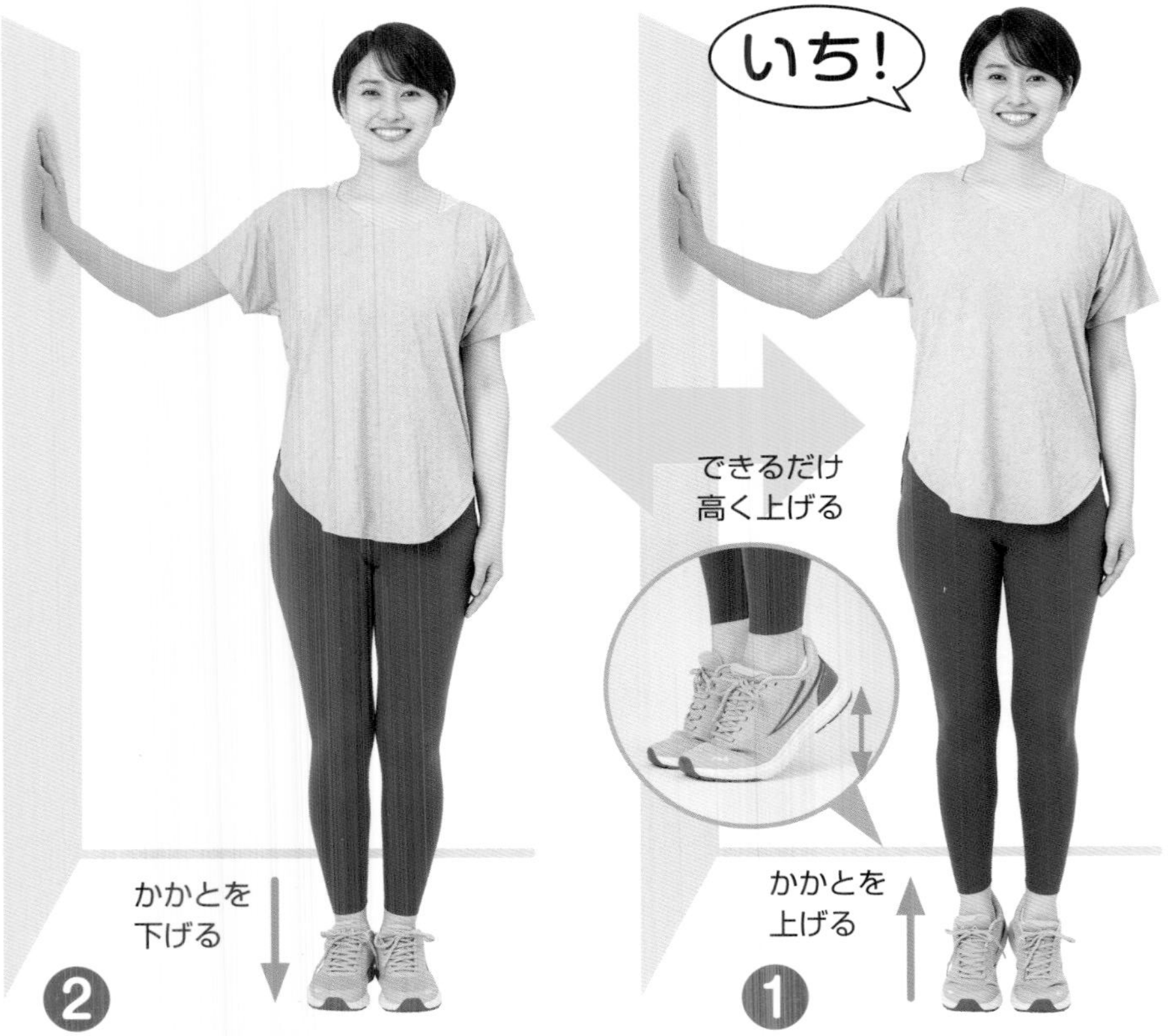

①

壁に手をついて体を支える。大きな声で「いち！」といいながら、かかとをゆっくり上げて爪先立ちになる。

②

かかとを下げて床につける。声に出して数を数えながら、①②の動作10回続ける。

①～②で 1セット 1分

1日3セット行う

ポイント
- 目線はまっすぐ前に向ける。
- なるべくかかとを高く上げるようにする。

耳トレ足踏み③ 片足立ち

体操の効果 立ち上がるときや歩くときのめまいやふらつきが改善

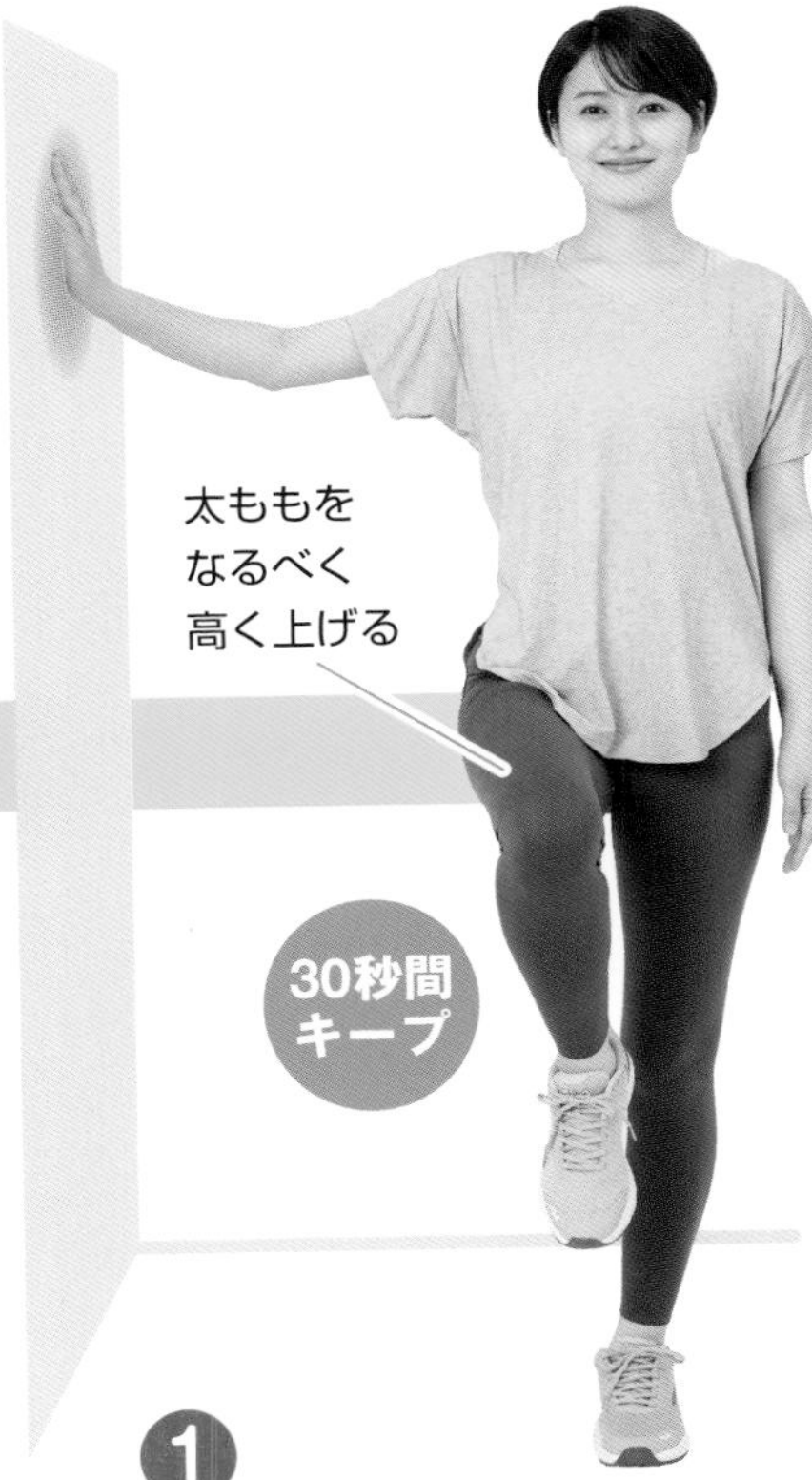
太ももを
なるべく
高く上げる
30秒間
キープ

❶

壁に手をついて体を支える。右足を上げて片足立ちになる。この状態を30秒間キープする。

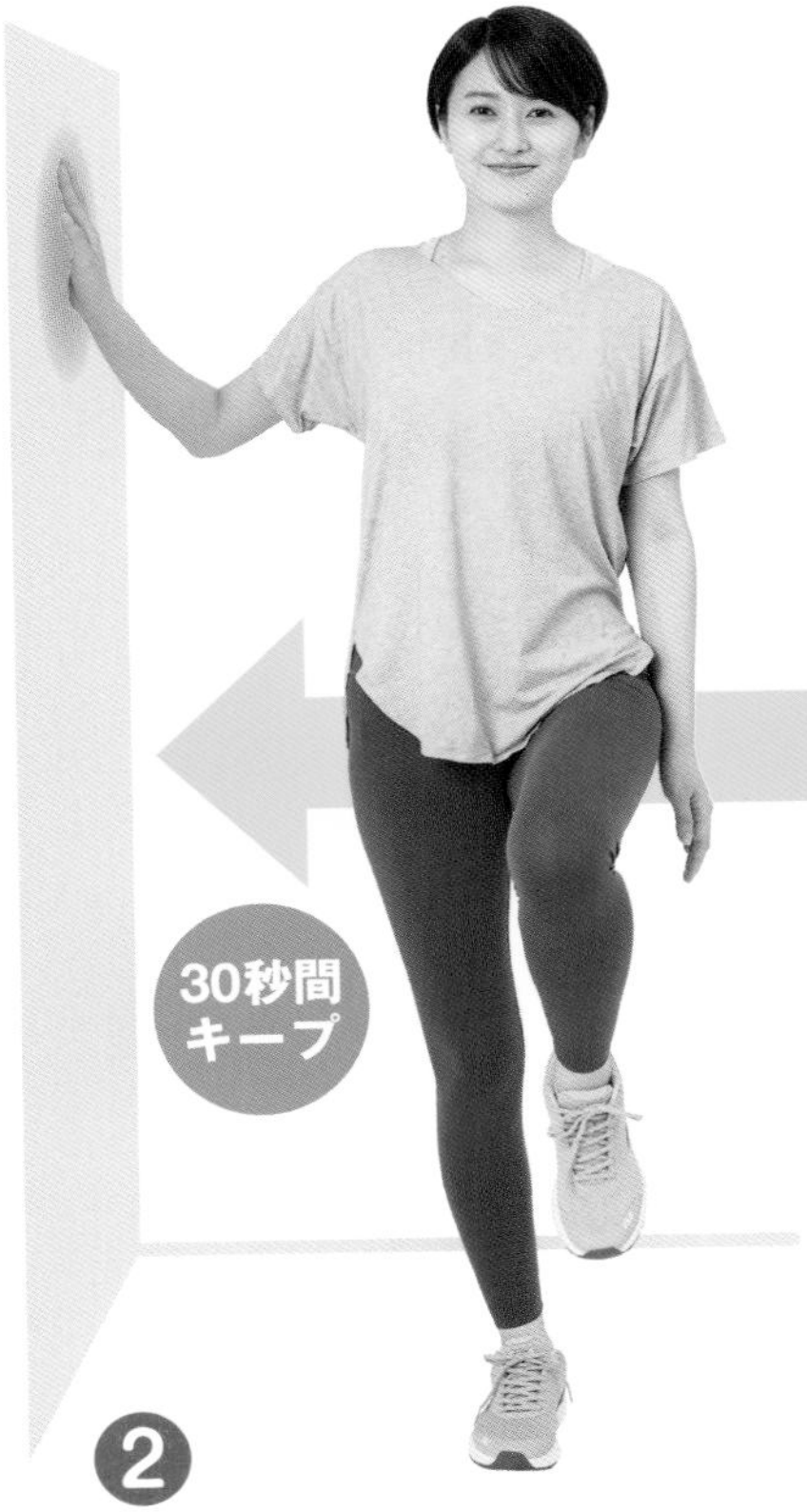
30秒間
キープ

❷

右足を下ろし、左足を上げて30秒間キープする。

❶～❷で 1セット 1分
1日3セット行う

ポイント
- 太ももをできるだけ高く上げる。
- 続けて行うのがつらいときは無理をせず、途中で休みを入れるようにする。

耳トレ足踏み④ 横キョロキョロ

基本の姿勢

※必ず
右から行う

体操の効果 テレビのテロップや映画の字幕など横書きの文字を見ると起こるめまいが改善

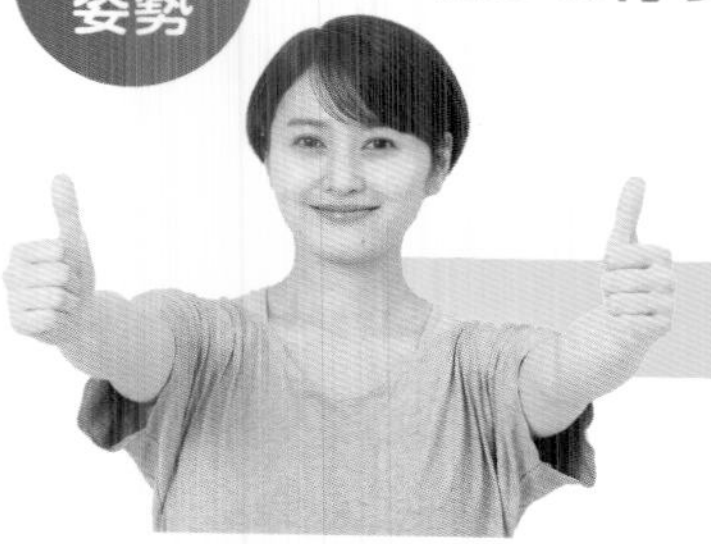

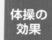

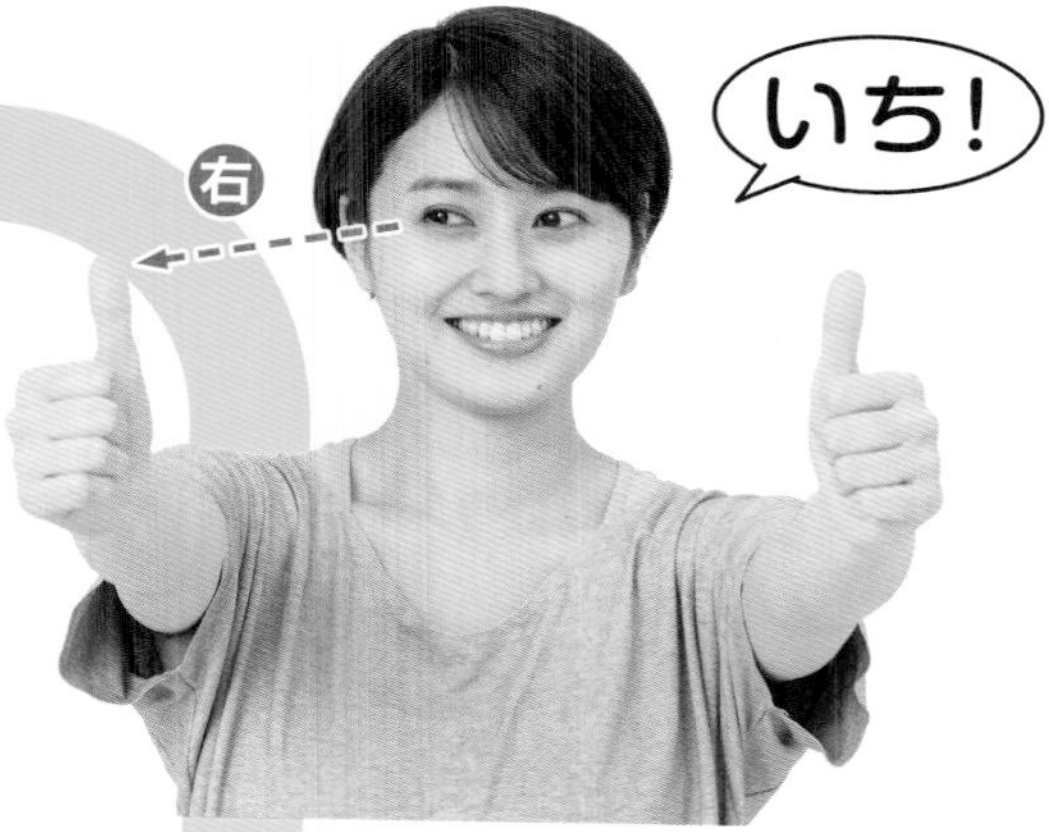

❶ 軽く握った両手をまっすぐに前に伸ばし、肩幅より少し広めに開き、親指を立てる（基本の姿勢）。

❷ 「いち！」といいながら、頭を動かさずに、目だけで右の親指の爪を見る。

❸ 「に！」といいながら、頭を動かさずに、目だけで左の親指の爪を見る。❷❸を交互に30回（30秒）続ける。

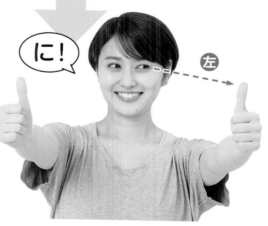

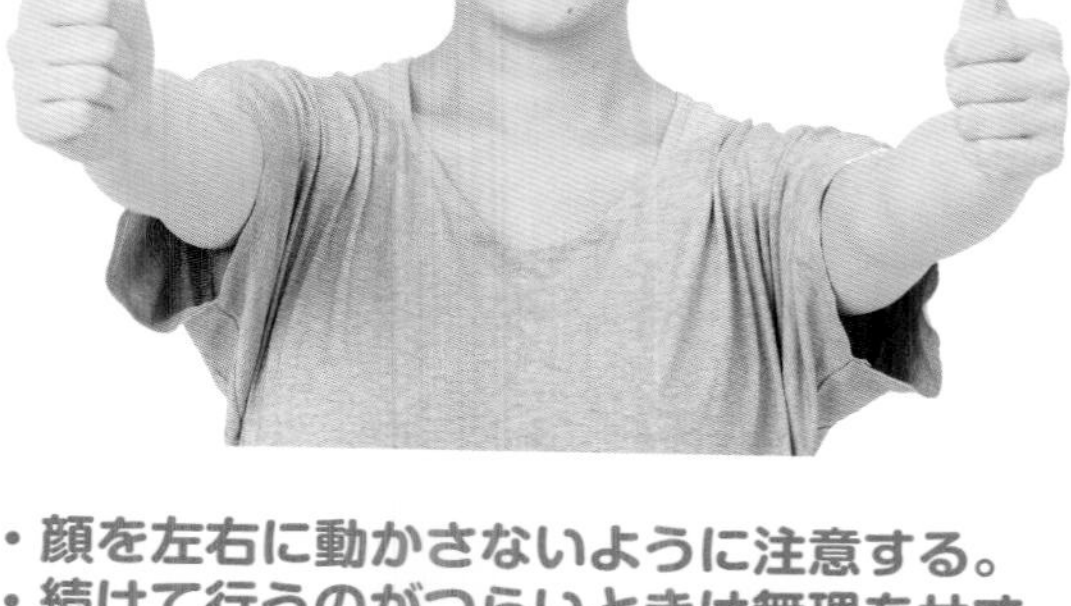

❶〜❸で
1セット 30秒
1日3セット行う

ポイント
- 顔を左右に動かさないように注意する。
- 続けて行うのがつらいときは無理をせず、途中で休みを入れるようにする。

耳トレ足踏み⑤ 縦キョロキョロ

体操の効果 新聞や文庫本など縦書きの文字を読むと起こるめまいが改善

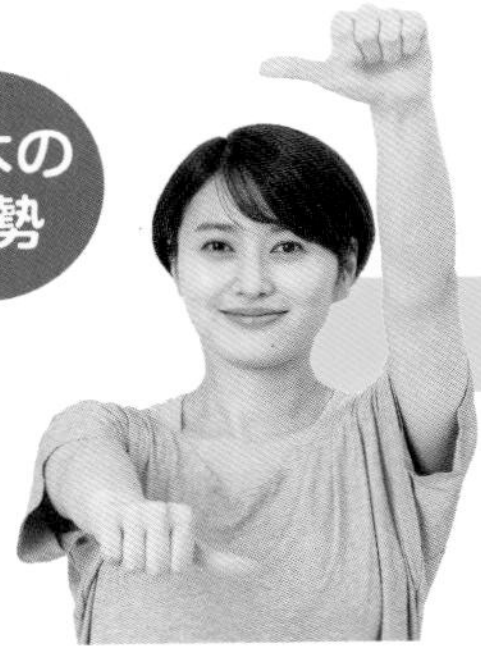

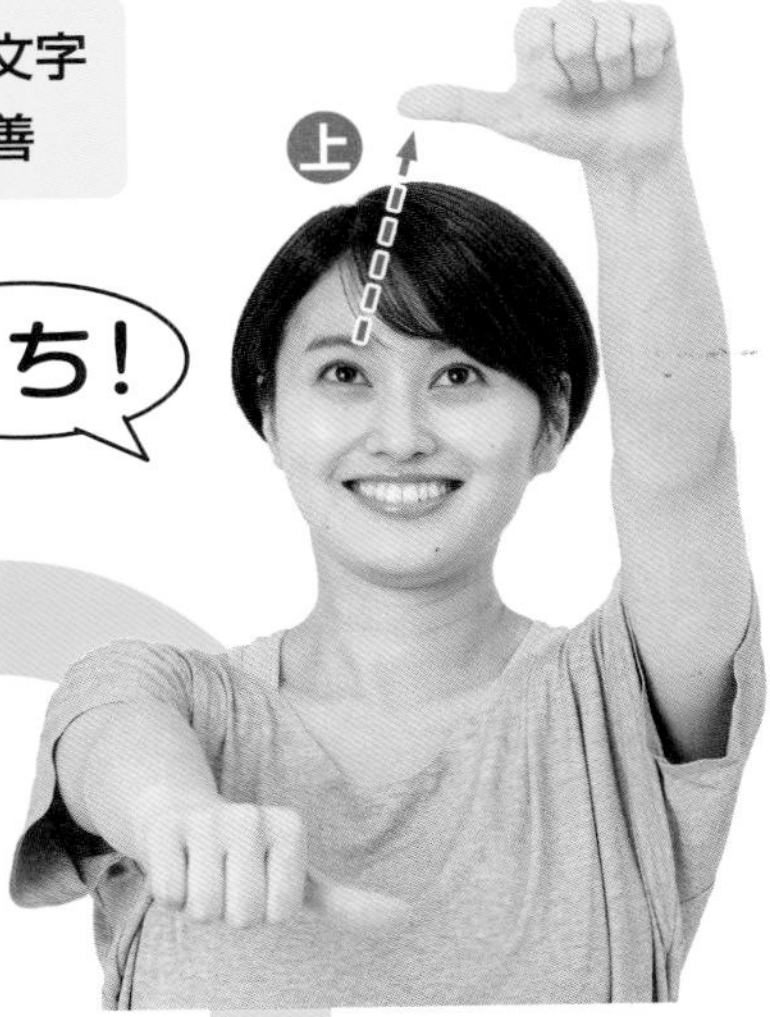

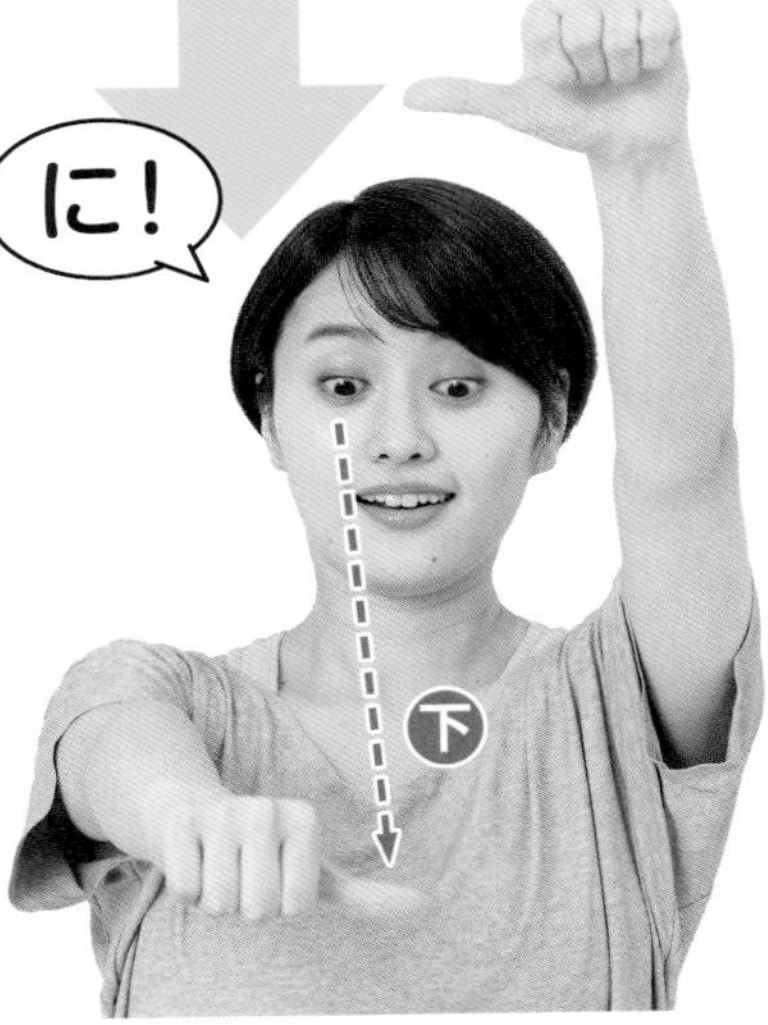

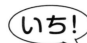

1. 軽く握った両手をまっすぐに前に伸ばし、左手を上へ、右手を胸の前に開き、親指を立てて横に向ける（基本の姿勢）。
2. 「いち！」といいながら、頭を動かさずに、目だけで左の親指の爪を見る。
3. 「に！」といいながら、頭を動かさずに、目だけで右の親指の爪を見る。❷❸を交互に30回（30秒）続ける。

❶〜❸で 1セット 30秒
1日3セット行う

ポイント
- 顔を上下に動かさないように注意する。
- 続けて行うのがつらいときは無理をせず、途中で休みを入れるようにする。

耳トレ足踏み⑥ 首かしげ足踏み

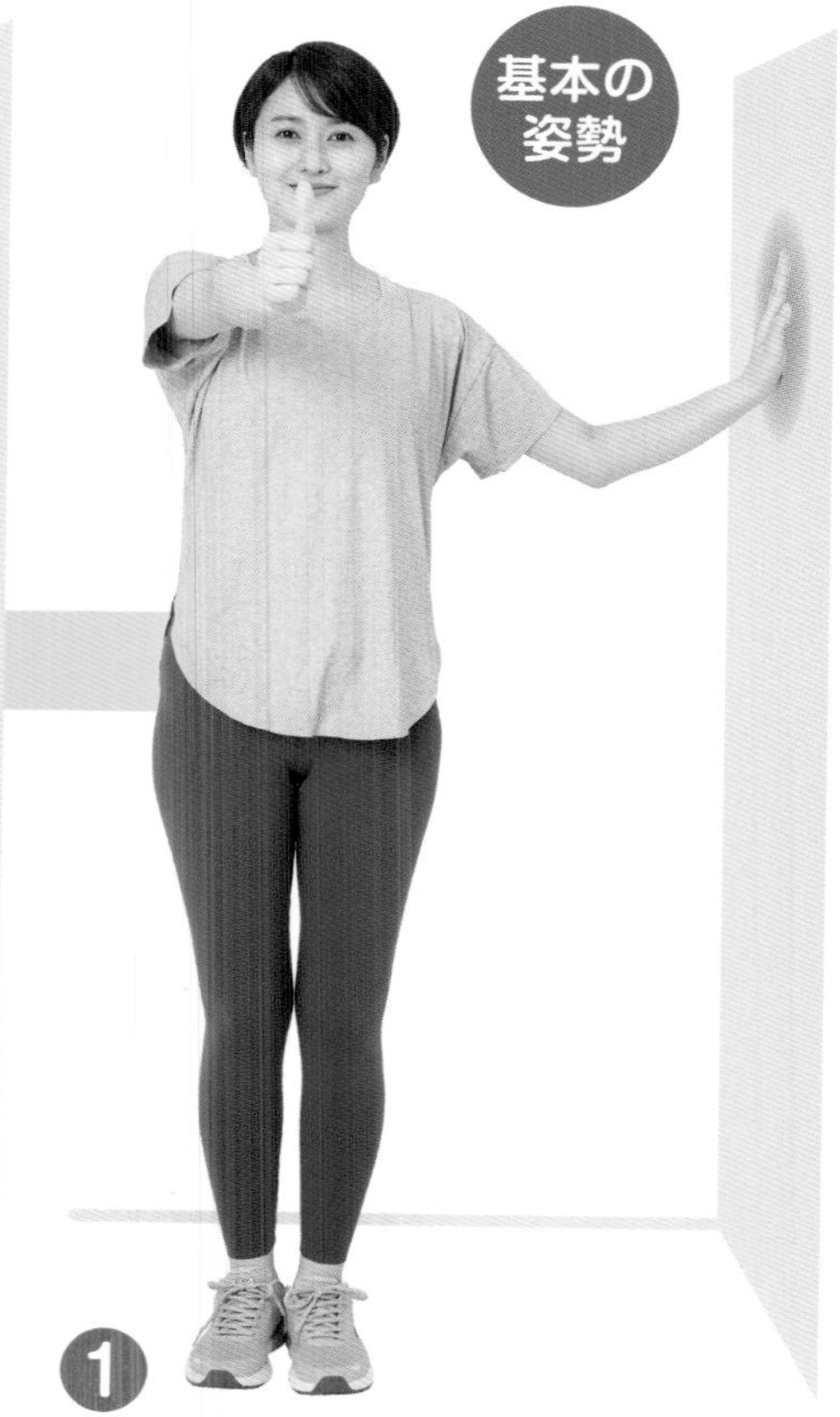

1

左手を壁について立つ。軽く握った右手を肩から水平に前に伸ばし、親指を立てる（基本の姿勢）。

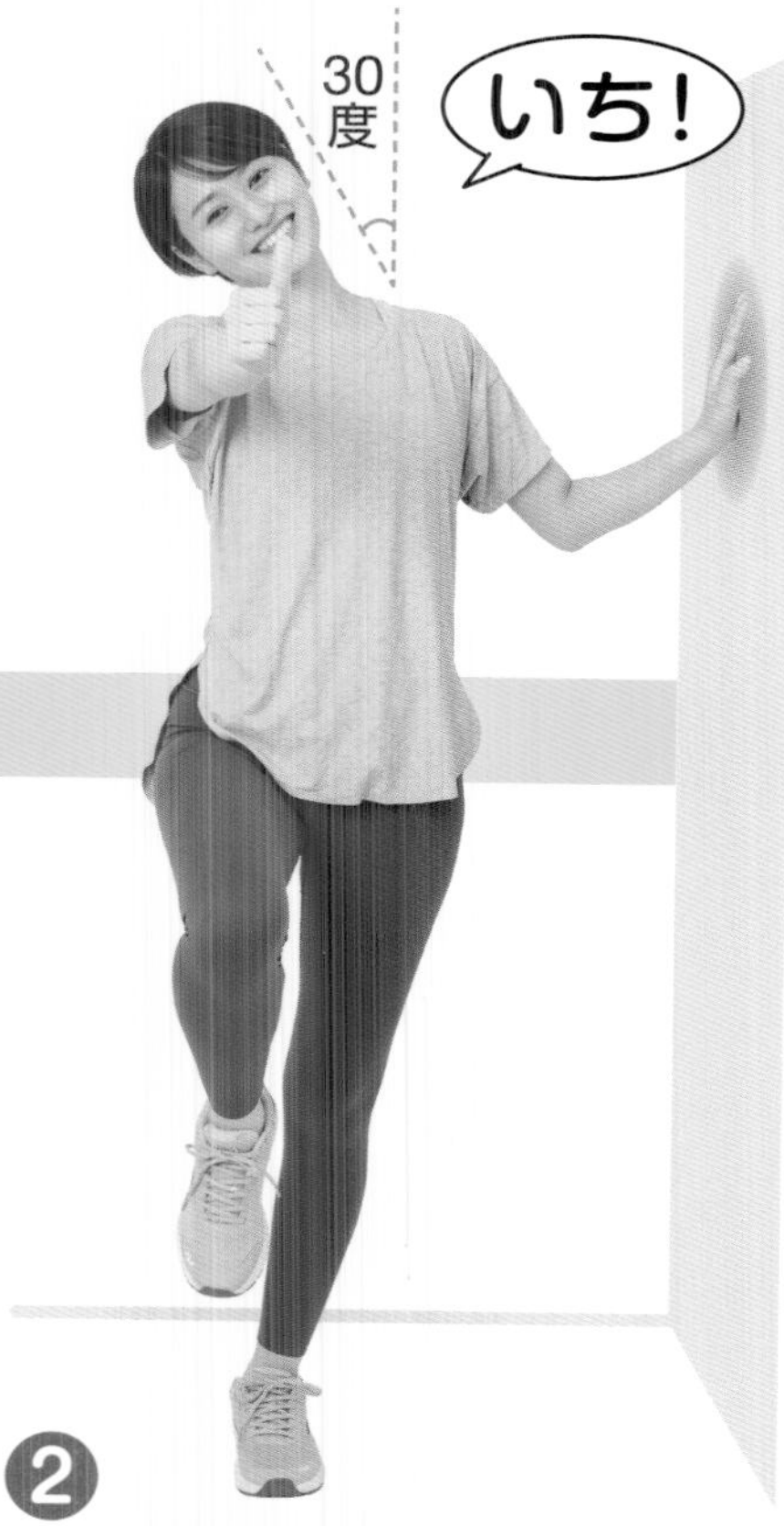

2

顔を正面に向け、親指の爪をじっと見つめながら足踏みをする。足踏みと同時に、親指の爪を見つめたまま、大きな声で「いち！」といって頭を30度右へ傾ける。

体操の効果
・頭を動かしたときに起こるめまいやふらつきを改善
・脚力がつき、ふらつきなく歩けるようになる

❶〜❹で 1セット 1分

1日3セット行う

ポイント

- 視線が親指の爪から離れないように注意する。
- 頭の動きと足の動きは連動しなくてもいい。
- 続けて行うのがつらいときは無理をせず、途中で休みを入れるようにする。

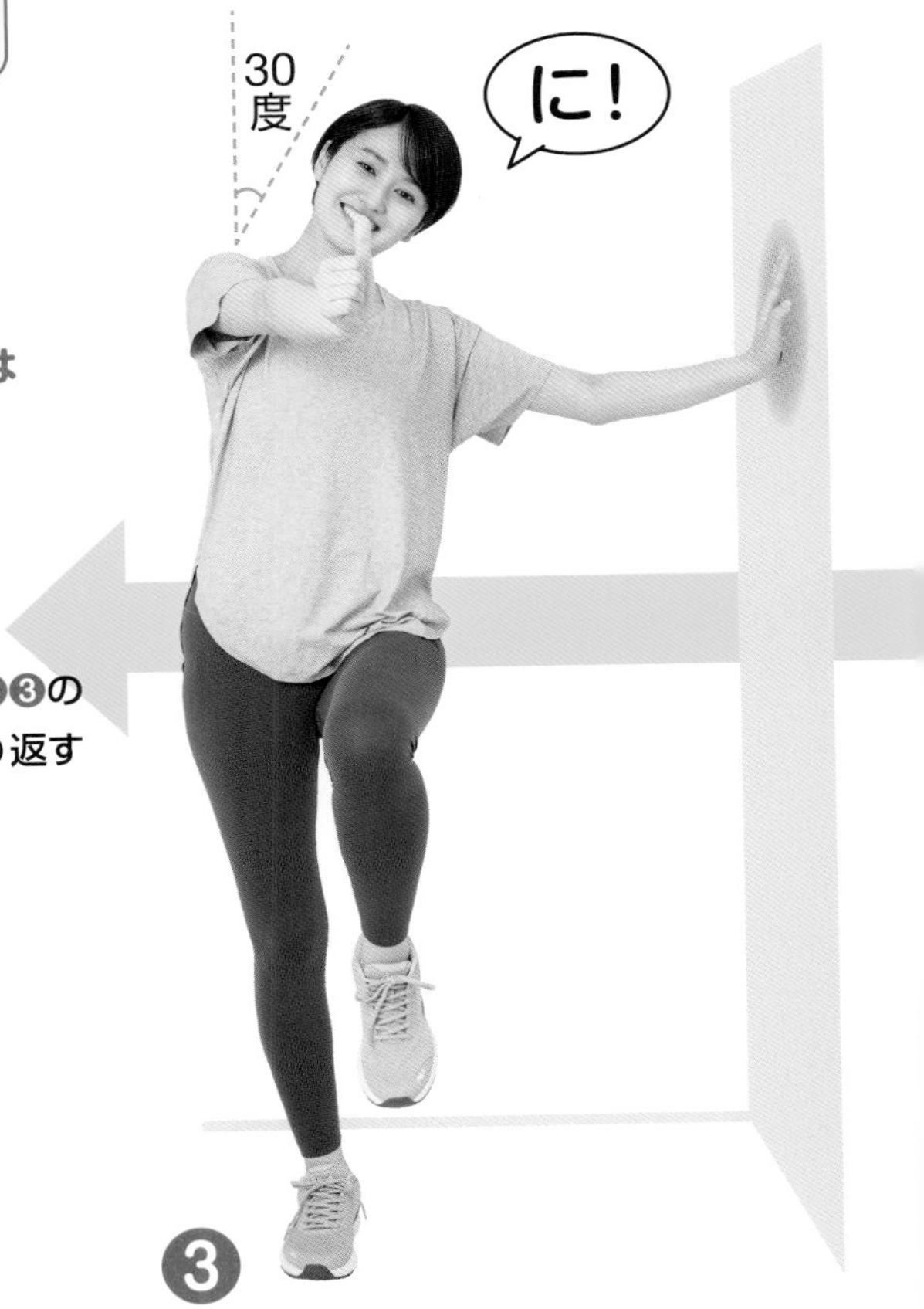

❹

足踏みしながら❷❸の動作を１分間くり返す（30秒でも可）。

❸

次に、親指の爪を見つめたまま、大きな声で「に！」といって頭を30度左に傾ける。

●体がふらつく人は机につかまる

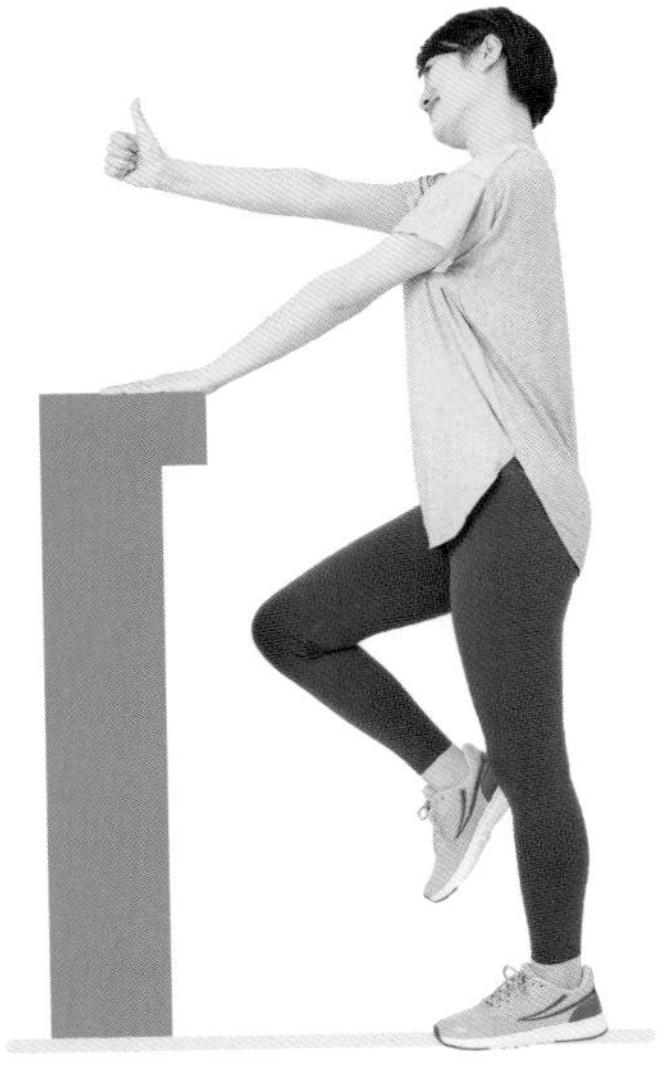

壁に手をつくだけだと体が安定しない人は、片手で机につかまって行うようにする。

体験談

立ち上がると体がふらつき頭がフワフワするめまいに襲われて困ったが、耳トレ足踏みで軽快しふらつかずに散歩ができた

高橋《たかはし》駒子《こまこ》さん（仮名・78歳）

私はヘルパーの仕事をしていますが、**5年前から頭がフワフワするようなめまいが現れはじめました。**その後、**立ち上がるだけで頭も体もグラグラする**ようになり、これでは全く仕事に集中できません。そこで職場の看護師さんに相談すると、横浜市立みなと赤十字病院の新井《あらい》基洋《もとひろ》先生を紹介してくれました。

新井先生の診断によると、私のめまいは**「高齢めまい」**とのこと。内耳《ないじ》や筋力、神経の衰えが原因なので、足腰の筋トレと平衡《へいこう》感覚を鍛える運動を積極的に行えば症状は改善するといわれました。そこで先生に教わったのが**「耳トレ足踏み」**です。

私は早速、自宅で毎日、職場で仕事の合間に耳トレ足踏みを行うことにしました。すると、**数週間で足のふらつきがなくなり、長距離の散歩もできるようになりました。**今では以前よりも体力が増して、仕事に行くのが楽しくなりました。

新井先生のコメント

加齢によるめまいは平衡機能と足腰の筋肉の強化が大切。無理をせず、100点ではなく70点でもよしとする気持ちで行いましょう。

体験談

前庭神経炎の後遺症によるめまいで歩道からはみ出すほどまっすぐに歩けなかったが、耳トレ足踏みをやったら足がふらつかなくなった

荒木和子《あらきかずこ》さん（仮名・55歳）

私がめまいを経験したのは、忘れもしない2021年9月15日、今まで経験したことのない激しいものでした。その日、私はパート勤務が終わって家に帰り、食事の支度をして茶の間に座りました。めまいが起こったのはそのときです。**目の前の景色が突然グルグルと回りはじめ、その場から全く動けなくなったのです。目も開けられず、食事どころではありません。落ち着こうと水を飲みましたが全部もどしてしまい、嘔吐《おうと》が止まらなくなったので夫に救急車を呼んでもらいました。**

救急病院に着いてからすぐに点滴を打ってもらいました。しかし、それでもめまいや嘔吐は止まりません。結局、そのまま入院することになりました。診察の結果、私のめまいは**「前庭《ぜんてい》神経炎」**によるものだとわかりました。耳の奥にある前庭神経というところの障害で起こる病気だそうです。

5日間入院し、退院を医師からすすめられましたが、その日はまだ自分一人では歩けない状態でした。車イスに乗って自宅に帰りましたが、帰っても一人では歩くことができません。**自**

宅で1週間安静にしていましたが、歩くと足がふらついて、まっすぐに歩けないのです。前庭神経炎ではこうした後遺症がよくあるそうです。心配になったので、以前めまいで通院治療をしていた友人に相談すると、リハビリでめまいがよくなったという話を聞きました。そこで、私はかかりつけ医にお願いして横浜市立みなと赤十字病院の新井《あらい》基洋《もとひろ》先生への紹介状をもらい、受診しました。

新井先生によると、前庭神経炎の後遺症にはリハビリが欠かせないとのこと。薬物治療を続けながら平衡《へいこう》機能も鍛えるのです。そこで教わった体操が**「耳トレ足踏み」**でした。最初は体を動かすのがつらかったのですが、**徐々にふらつきの症状が改善**していくと、やる気が出てきました。そして**1ヵ月ほどでふらつきはすっかり治まり、ひとりで歩くことができるようになったのです。以前は道を歩くと車道にはみ出してしまい怖かったのですが、今ではそれもなくなりました。**まだ、たまにふらつくことがあるので、再発予防のために、体操を続けていこうと思います。

新井先生のコメント

前庭神経炎は、突然とても激しい回転性めまいが現れるのが特徴です。身動きが取れないため、入院治療が必要になります。そして症状が落ち着いてきたら、体操（耳トレ足踏み）を行ってふらつきの症状を改善します。

第6章

耳や脳の誤作動を減らしてめまい・ふらつきを一掃する「めまい防止生活24時」

坂田英明　埼玉医科大学総合医療センター客員教授／川越耳科学クリニック院長

新井基洋　横浜市立みなと赤十字病院めまい平衡神経科部長

北原 糺　奈良県立医科大学耳鼻咽喉・頭頸部外科学教授／同大学附属病院めまい難聴センター長

めまいのケアと予防には生活習慣の見直しが重要で、朝・昼・夜の「めまい撃退ルーティン」を実践せよ

めまいの治療には薬物療法や運動療法（リハビリなど）を行いますが、どんなに適切な治療を行っても、患者さんに睡眠不足や偏った食生活、運動不足などの生活習慣の乱れがあれば、思いどおりの効果は得られません。めまいに限らず、どんな病気でも**生活習慣を整えることが回復への近道**です。ここでは、めまいを予防・改善する朝・昼・夜の過ごし方を紹介しましょう。

まず朝は、いつも同じ時間に起床して**白湯**《さゆ》を飲み、できれば**散歩などの運動**を行って**朝の日光を浴びる**ようにしましょう。朝食は、腸内環境を整えるために**発酵食品**をとり、腸の活動に合わせて**排便を促す**ようにします。出勤などで電車やバスを利用する場合は、なるべく**座席に座らず、吊り革につかまって立つ**ように心がければ、自然と足腰が鍛えられます。

昼は、昼食をきちんととりましょう。ただし食べすぎは禁物。**腹八分目**に抑え

めまい撃退ルーティン

朝

- 白湯や牛乳を飲む
- 体操（散歩など）
- 発酵食品（納豆など）や果物を食べる
- 快便習慣をつける
- 電車やバスでは座席になるべく座らない

昼

- 昼食は腹八分目まで
- 間食は15時まで
- 散歩などの軽い運動を行う
- 休憩中も姿勢をくずさない

夜

- 夕食は就寝の３時間前にすます
- 夕食は腹八分目で塩分・脂肪・肉類は少なめに
- 風呂はぬるま湯で半身浴
- 浴槽内でふくらはぎをマッサージする
- 就寝前にコップ１杯の冷水を飲む

ます。食後は朝と同様に**軽く散歩する**などの運動を行ってください。耳（内《ない》耳《じ》）の健康には、運動による血流アップが有効です。運動時は**こまめに水を飲み**、水分不足にならないように注意しましょう。なお、**おやつを食べるなら、15時まで**にすませます。

夜は、**就寝の3時間前まで**に夕食を**すませましょう**。腹八分目で、**脂肪や塩分のとりすぎ**に気をつけてください。風呂は**ぬるま湯の半身浴**で、入浴中に浴槽内で**ふくらはぎのマッサージ**をするといいでしょう。なお、入浴前に**コップ1杯の水分補給**を忘れずに。また、**就寝前には冷たい水をコップ1杯飲む**ようにしましょう。（坂田英明）

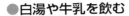

BPPVのグルグルめまいは頭を高くして眠るだけで急改善し、最高のやり方は奈良県立医科大学式「頭上げ睡眠法」

私が勤務する奈良県立医科大学附属病院には、耳鼻咽喉《いんこう》科を中心にほかの診療科とも連携した「めまいセンター」があり、めまいの診断・診療に当たっています。そこで外来受診しためまいの患者さんの約半数は「BPPV（良性発作性頭位めまい症）」でした。

BPPVは、内耳《ないじ》にある耳石器《じせきき》からはがれ落ちた耳石が、平衡《へいこう》感覚をつかさどる三半規管に入り込んで動き回ることで起こります（病気の詳細は第2章を参照）。ここで注意してほしいのが、耳石が耳石器からはがれ落ちただけではめまいは起こらないということです。つまり、**耳石がはがれ落ちたとしても、三半規管に入り込むのを防げば、BPPVの発症を予防することができる**のです。では、耳石が三半規管に入り込むのを防ぐにはどうすればいいのでしょうか。

BPPVで最も典型的なのが、朝、目が覚めて起き上がろうとしたときにめま

頭上げ睡眠法がめまいに効くしくみ

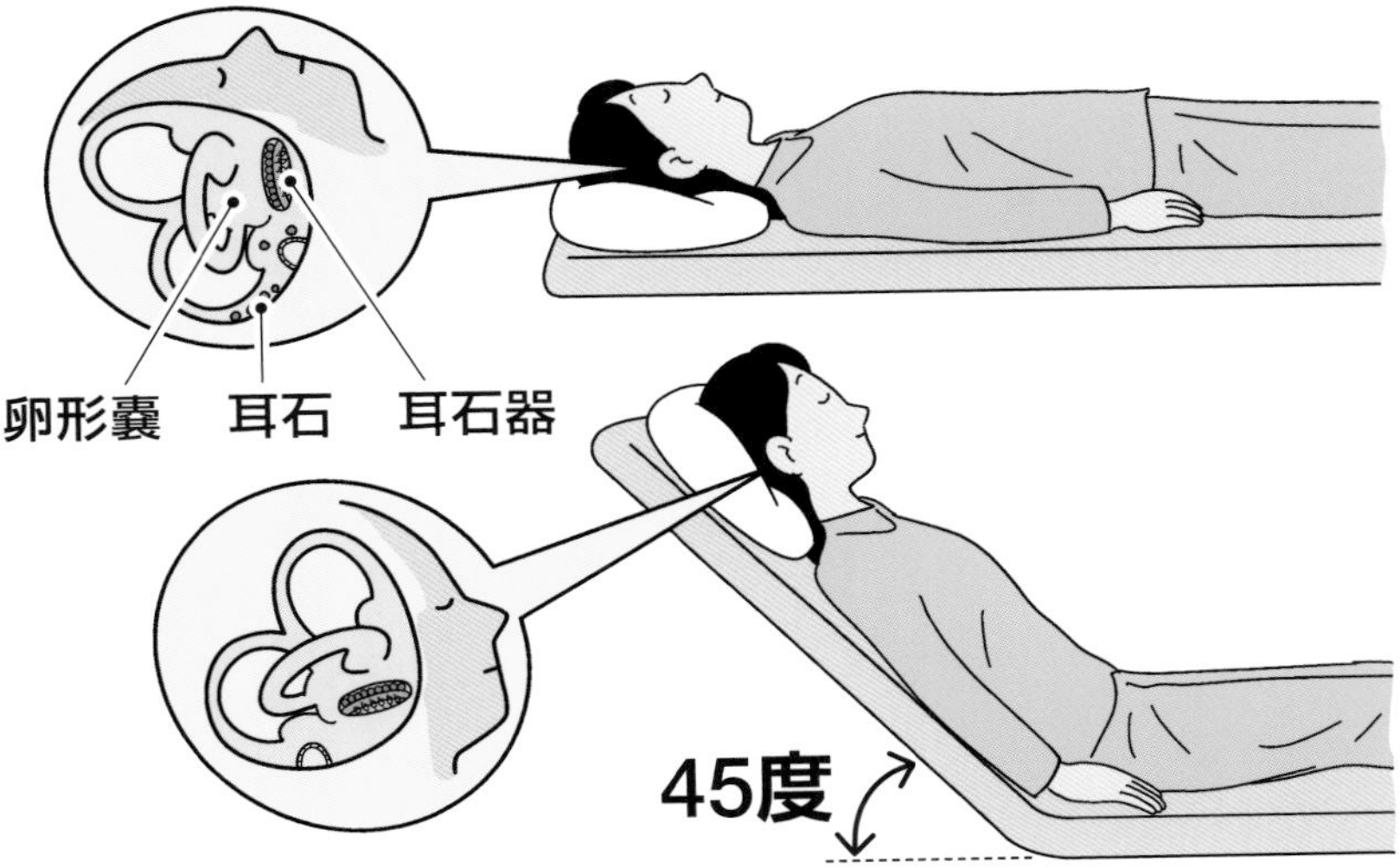

あおむけに寝ると卵形嚢（耳石器）の傾きが急になり、三半規管に耳石が入りやすくなる。45度前後の角度を保って寝ると、卵形嚢が水平に近づくので、耳石がこぼれ落ちにくくなり、起床時のめまいを防ぐことができる。

いが起こるパターンです。就寝中にはがれ落ちた耳石が三半規管に入り込み、起床時に頭を動かすことで耳石が動いたため、めまいが生じるのです。これには、耳石器の位置が関係しています。

耳石器には卵形嚢《のう》と球形嚢の2つがあり、**BPPVに関係するのは、三半規管の近くにある卵形嚢です。**私たちが立っているとき、卵形嚢は水平に保たれています。耳石はその上に乗っかるように張りついているので、こぼれ落ちることはありません。ところが、**あおむけになって寝た状態だと卵形嚢は垂直方向に傾くため、重力で耳石が三半規管のほう**

奈良県立医科大学式 頭上げ睡眠法

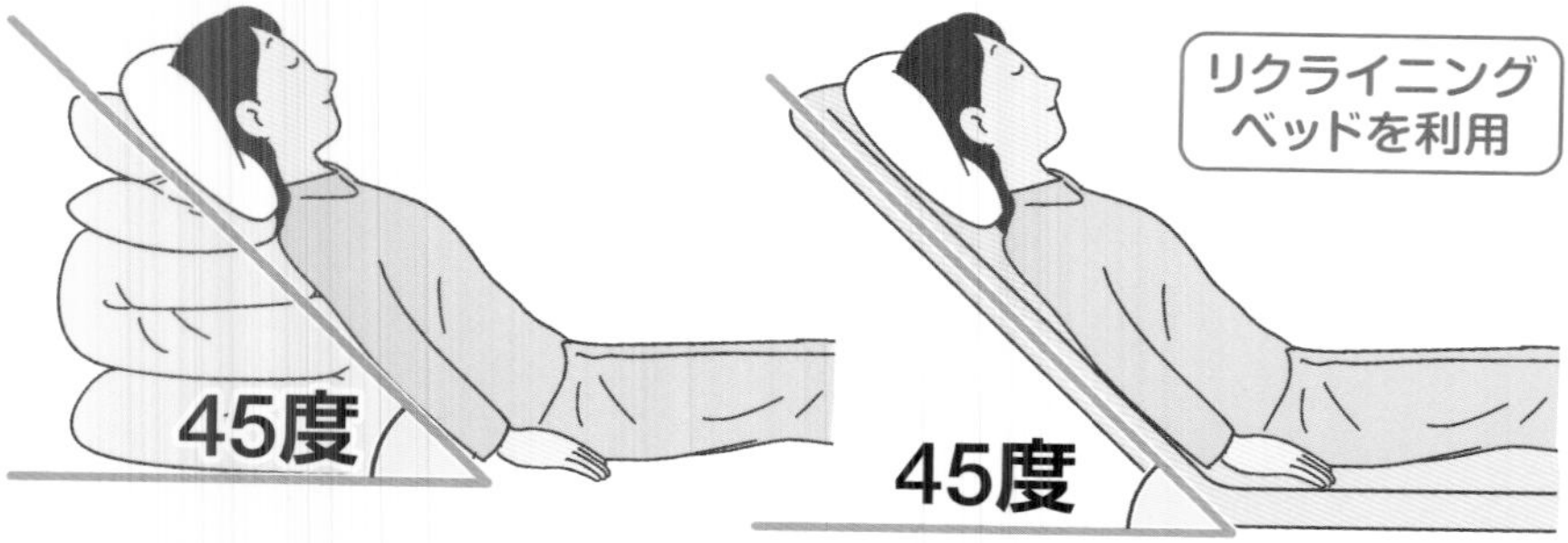

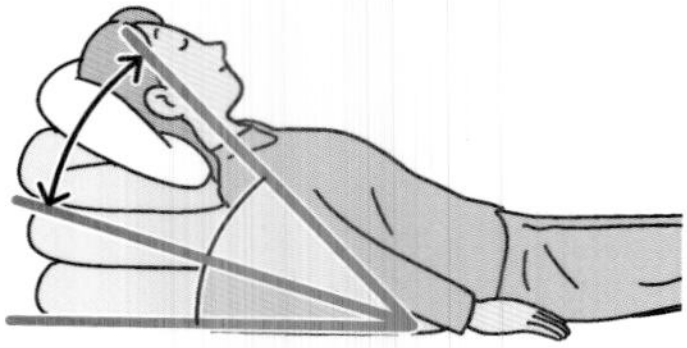

頭上げ睡眠法では、折りたたんだ敷布団や毛布などを重ねて、寝たときに上半身が45度の角度になるようにする。リクライニングベッドなどを利用してもいい。左図のように、最初は10〜20度くらいの角度で慣らし、徐々に角度をつけ、最終的に45度程度まで角度をつけられるようにするといい。

にこぼれ落ちてしまうのです。これを防ぐには、体を横にしなければいいのですが、立ったままで寝るわけにもいきません。

そこで私たちが考案したのが**「頭上げ睡眠法」**です。完全に横にならず、頭を少し上げて寝ることで、就寝中に耳石が三半規管に入り込むのを防ぐことができるのです。具体的には、**45度前後の角度を保って眠ります**。45度という角度は、さまざまなテストをくり返して割り出した値です。**この角度だと、就寝中に耳石が三半規管に入り込むことはほぼありません**。

頭上げ睡眠がBPPVに効果があることは、奈良県立医科大学附属病院で行った試験でも明らかになっています。試験では、長年めまいに悩んでいる難治性のBPPV

頭上げ睡眠法の効果

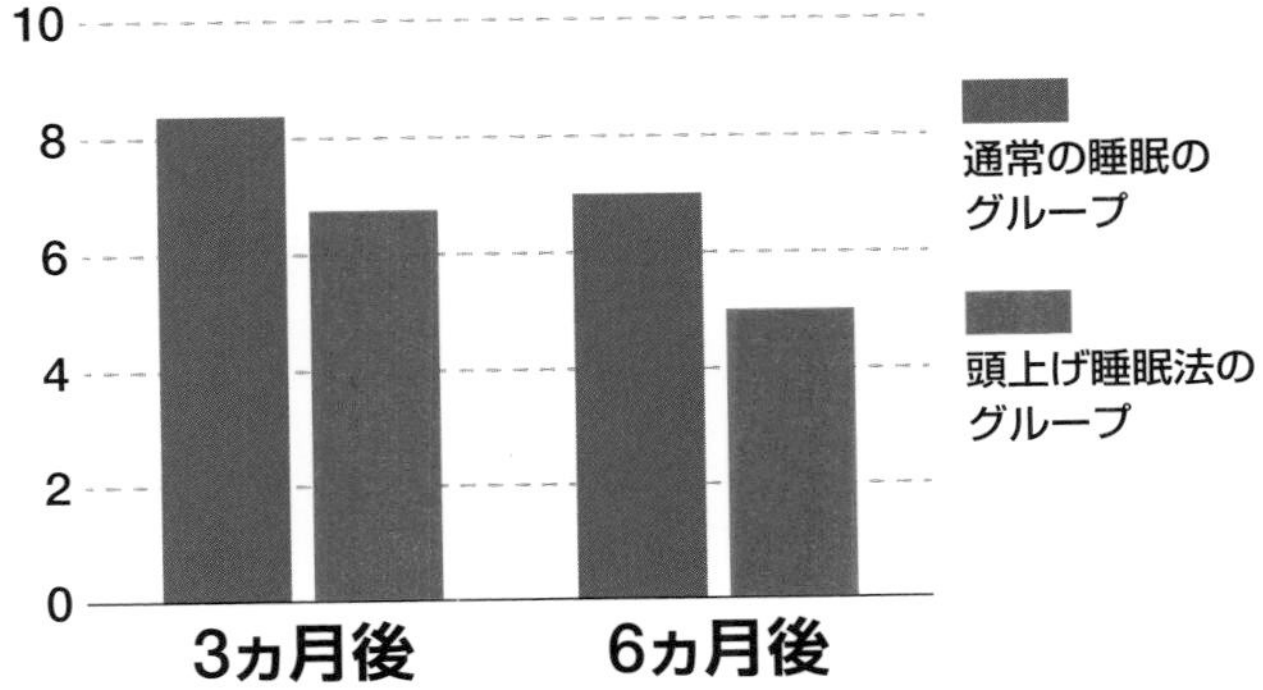

難治性のＢＰＰＶの患者さんを対象にした試験。めまいがない状態を0、最もひどい状態を10として症状の度合いを回答してもらったところ、頭上げ睡眠法を実践したグループでは、めまいの症状が大幅に改善していることがわかった。

の患者さん88人を対象に、頭上げ睡眠を実践したグループとそうでないグループ（それぞれ44人）に分けて、経過を観察しました。すると、頭上げ睡眠法を実践したグループは3ヵ月目からめまいの症状が有意に改善し、6ヵ月後の眼振《がんしん》の検査（頭を動かしたときなどに起こる目の異常な動きでＢＰＰＶかどうかを調べる）では、**眼振の症状が有意に改善**していることがわかりました。

頭上げ睡眠法は、回転性めまいでは約8割の人に改善効果が見られ、中には27年も悩みつづけためまいが劇的に改善した人もいます。そればかりか、頭上げ睡眠法を実践した人の中には、**フワフワした浮動性めまいが改善したという患者さんもいます**。

難治性のＢＰＰＶでは、ほぼ毎日、耳石が三半規管に入り込んでいる可能性も考えられます。そのような人は、ぜひ頭上げ睡眠法を試してみてください。

（北原　糺）

BPPVの原因「耳石はがれ」を防いでグルグルめまいが改善する「耳石はがれ防止食一覧」

BPPVを発症する原因が、耳《じ》石器《せきき》からはがれ落ちた耳石によるものであるということはすでに説明しました（126ページや第2章を参照）。では、耳石をはがれ落ちにくくする方法はあるのでしょうか。

耳石というのは、平べったい耳石器の表面にあるゼリー状の耳石膜の上にくっついた小さな粒で、耳石器には約10万もの耳石がくっついています。耳石の正体は炭酸カルシウムでできた結晶であり、炭酸カルシウムというのは、貝や卵の殻、サンゴの骨格、石灰石などに多く含まれるカルシウムの炭酸塩のことです。

BPPVは男性よりも女性、それも閉経後の女性が発症しやすいのですが、これには女性ホルモンとカルシウムが関係していると考えられています。

閉経後は女性ホルモンであるエストロゲンの分泌《ぶんぴつ》が減少します。エストロゲンは骨の代謝にかかわるホルモンで、分泌量が減ると骨からカルシウムが溶け出し

耳石はがれ防止食一覧

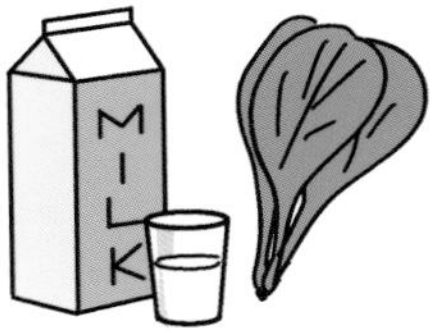

カルシウムを多く含む食品

- 牛乳・チーズなどの乳製品
- 小魚・干しエビ・青魚の缶詰などの魚介類
- 小松菜・水菜・モロヘイヤなどの野菜
- 豆腐などの大豆食品

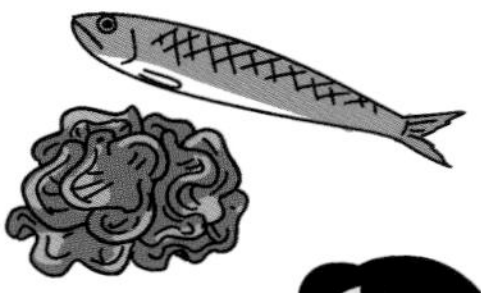

ビタミンDを多く含む食品

- イワシ・サンマ・サケなどの魚
- キクラゲ・シイタケなどのキノコ類

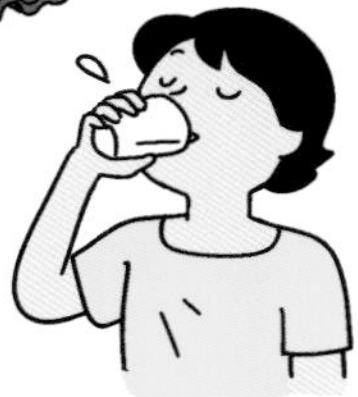

多めの水分摂取も忘れずに

1日に1.5リットル程度の水分を摂取する

てしまいます。高齢女性に骨粗鬆症《こつそしょう》が多いのは、エストロゲンの減少で骨量が減少してしまうからなのです。

骨と同様に、カルシウムでできた耳石もエストロゲンの減少でもろくなり、耳石器からはがれ落ちやすくなります。カルシウムを補わないでいると、一度だけでなく何度もくり返し耳石がはがれてBPPVを発症します。男性もBPPVを発症しやすい人はカルシウム不足が考えられるでしょう。カルシウムを多く含む食材や吸収をよくするビタミンDの多い食材を**「耳石はがれ防止食一覧」**として上にまとめたので参考にしてください。

なお、耳石器などがある内耳《ないじ》の血流を促すために、**水分を1日1・5リットル程度とる**ことも忘れないでください。

（北原 糺）

メニエール病は水分代謝を高めて内耳のリンパ液の排出を促せば症状が軽快し、「1・5リットル水飲み」が有効

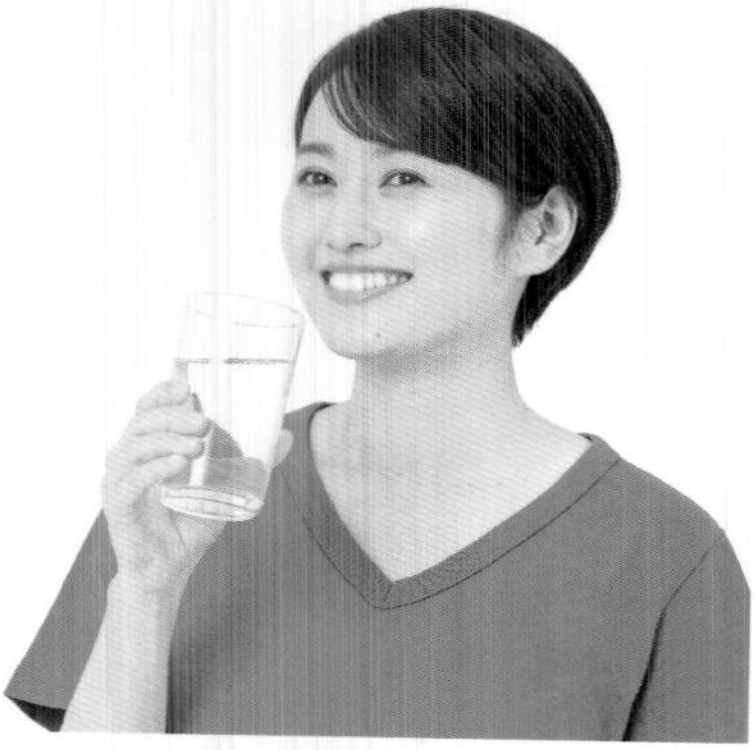

1日に1.5～2リットルの水分をとる

メニエール病は、内耳《ないじ》の内リンパ液が過剰にたまって水ぶくれになってしまう病気で、治療では薬物療法や中耳《ちゅうじ》加圧療法（72ページ参照）が行われます。

セルフケアでは、水分をたくさんとって抗利尿ホルモン（尿を我慢するホルモン）の働きを低下させます。抗利尿ホルモンは別名ストレスホルモンと呼ばれ、メニエール病の人はこの抗利尿ホルモンの値が高いといわれています。なぜなら、メニエール病はストレス病だからです。ですから、**ストレスを解消し、水分をたくさんとって過剰な抗利尿ホルモンの働きを低下させれば、内耳の水ぶくれも軽くなります。**

摂取する水分量は、**男性であれば1日に2リットル、女性なら1日に1・5リットル程度**がいいでしょう。

（新井基洋）

PPDの改善には睡眠のリズムを一定にすることが重要で「メラトニン調整睡眠」でめまいを撃退

PPPDには、自律神経の乱れが大きくかかわっています（第4章参照）。自律神経のバランスを整えるには、質の高い睡眠が何よりも重要です。

睡眠の質を高めるには、睡眠ホルモンとも呼ばれる「メラトニン」の分泌《ぶんぴつ》を調整して、睡眠リズムを一定にする必要があります。メラトニンは光の影響を受けやすく、日光を浴びると分泌が抑えられて眠気が覚め、暗くなると分泌が増えて眠くなるという働きがあります。こうしたメラトニンの分泌サイクルを利用して睡眠リズムを整える**「メラトニン調整睡眠」**（上の表参照）を心がけるといいでしょう。また、カフェインやアルコールの摂取を控え、肉・豆・魚などメラトニンの原料になるトリプトファンを多く含む食品を積極的にとることも大切です。

（坂田英明）

メラトニン調整睡眠

- 毎朝同じ時間に起床する
- 朝起きたら朝日（光）を浴びる
- 睡眠時間は7時間以上確保する
- 夜間に強い光を浴びない
- 肉・豆・魚などメラトニンの原料になる食品を多くとる

入浴時に洗髪などで頭を動かすとめまいが起こる人は事前に「入浴めまい防止体操」を行い、長湯は禁物

めまいに悩んでいる人にとっては、入浴中に起こるめまい発作も日常生活における不安要素の一つです。

入浴中に頭や顔を洗うときには頭を前に下げることが多く、このときにめまい発作を起こすことがあります。また、床が濡れてすべりやすいので、めまいが起こったときに転倒しやすく大ケガを招く心配もあります。これを防ぐには、入浴前にめまいのリハビリ**「入浴めまい防止体操」**を行って慣らしておくのが有効です。おすすめの体操は平衡《へいこう》機能リハビリの3D頭ゆらしで、特に**「うなずき」**（62ページ参照）を行うといいでしょう。

入浴は、内耳《ないじ》の血流を高めるだけでなく、リラックス効果やストレス解消など心身に好影響を与え、めまいの改善に役立ちます。しかし、お湯が熱すぎると血圧が急変し、交感神経優位の興奮状態になるのでよくありません。**お湯の温度は**

入浴めまい防止体操

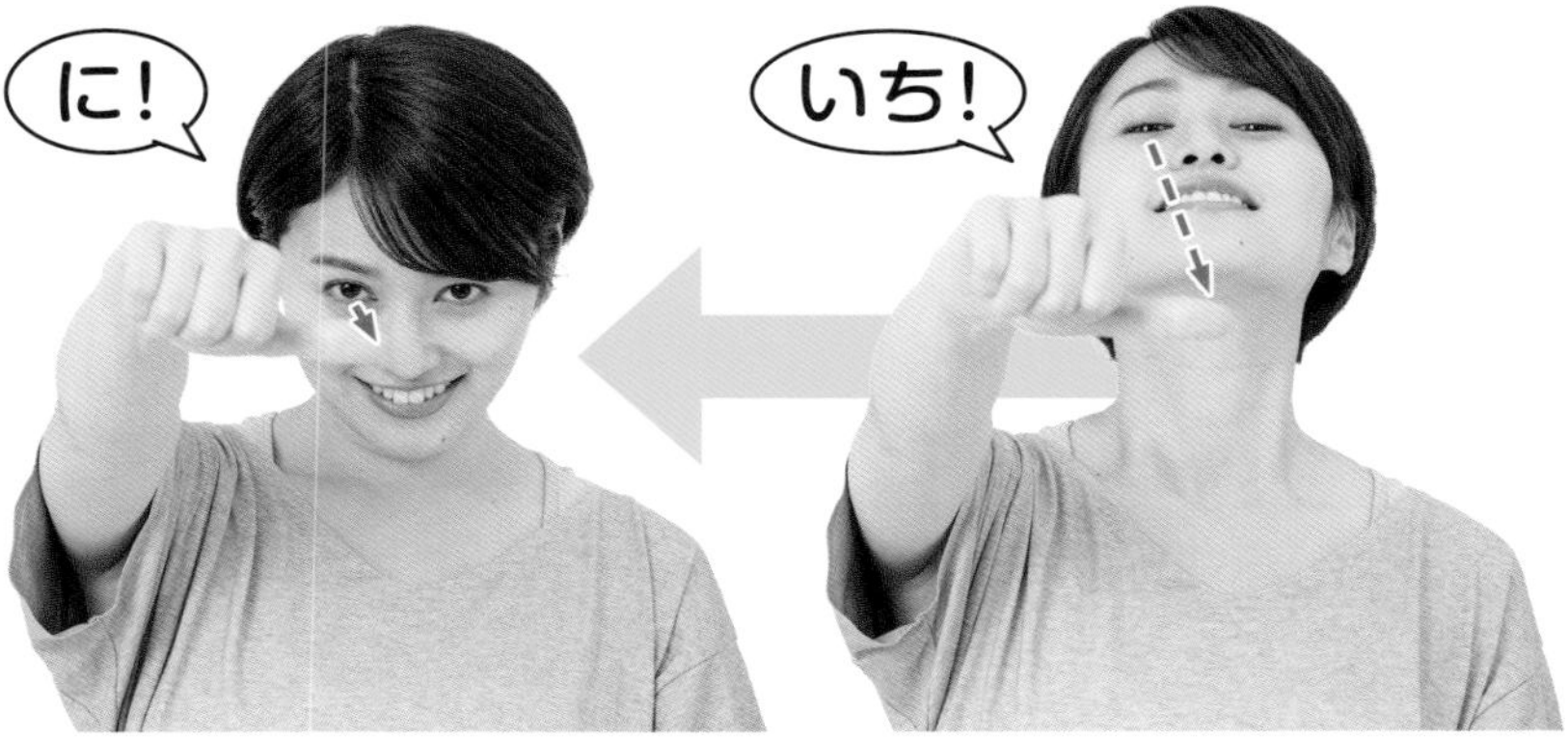

くわしいやり方は62ジペー参照

入浴するときの注意点

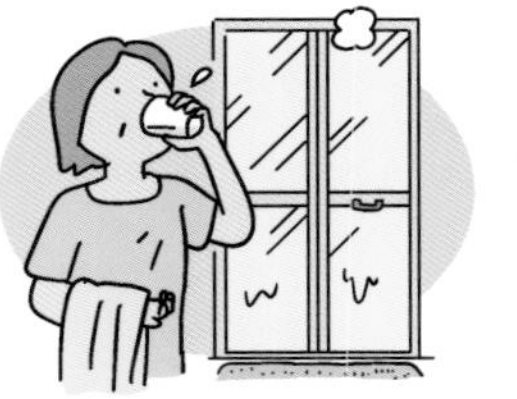

立ちくらみを防ぐため、入浴前にコップ1杯程度の水分をとる。

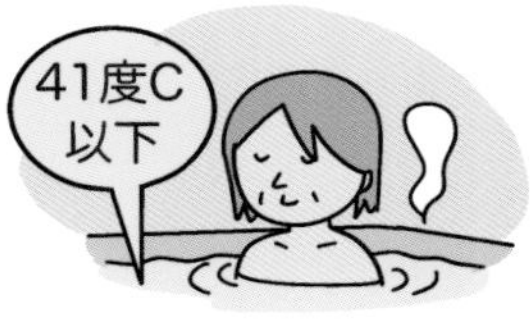

血圧の急変などをさけるため、お湯の温度は41度C以下にする。

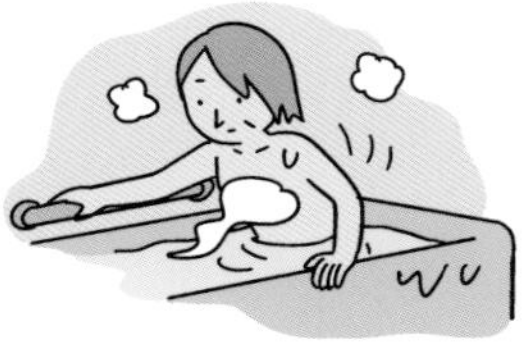

立ちくらみを防ぐため、浴槽から出るときはゆっくり立ち上がる。

41度C以下にして、のぼせるのをさけるために長湯をしないように心がけましょう。立ちくらみや転倒を防ぐために、**浴槽から出るときはゆっくりと立ち上がります。**手すりや浴室用のイスなども利用するといいでしょう。また、**入浴の前に、しっかりと水分補給をすることも忘れないでください。**

（新井基洋）

めまい発作が起こる前に体操など事前対策を行うと症状が軽減し、「発作の前兆一覧」で未然に防げ

めまいの原因はさまざまで、発作が起こるタイミングにも個人差があります。それでも、たくさんの患者さんを診察していると、めまい発作を誘発する共通点のようなものがあることに気づきます。すべての人に当てはまるわけではありませんが、めまい発作を招く前兆として、以下のようなものがあげられます。

●**カゼなどの病気**……なんらかの病気で体調が悪いときには、めまいの症状が重くなりがちです。特に、カゼのように内耳《ないじ》と関連のある耳鼻咽喉《いんこう》科の病気では、めまいを悪化させる可能性があるので要注意です。

●**低気圧の接近**……めまいは気象病でもあり、気圧が変わることで、めまいが起こります（142ﾍﾟｰｼﾞ参照）。

●**精神的なショック**……身近な人やペットの死、重い病気の宣告、突然の失業など、大きな精神的ショックやストレス、不安が、めまいの引き金になります。

めまい発作の前兆・きっかけ一覧

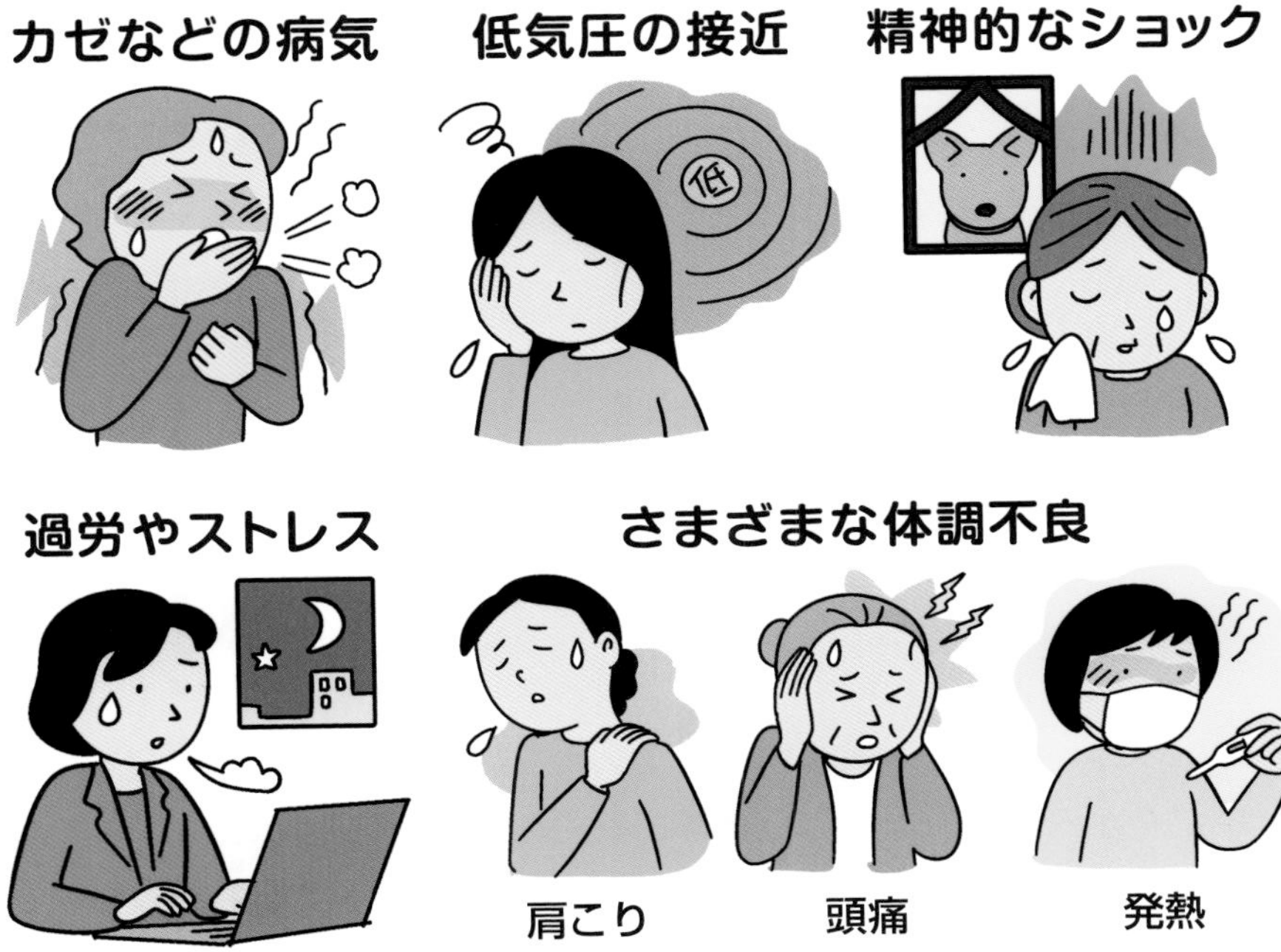
カゼなどの病気
低気圧の接近
低
精神的なショック
過労やストレス
さまざまな体調不良
肩こり
頭痛
発熱

●**過労やストレス**……仕事や介護などで長時間にわたって疲れやストレスがかかると、めまい発作を起こしやすくなります。

●**さまざまな体調不良**……「耳鳴りがする」「頭痛がする」「熱がある」「肩こりがひどい」「胸やけがする」「生あくびがよく出る」などは、めまい発作が起こる前兆とも考えられるので気をつけましょう。

これらの前兆が現れた場合、体調がとても悪いとき以外は、めまいのリハビリを行っておくことでめまい発作を予防したり症状を軽減させたりできることがあるので、試してみてください。

（新井基洋）

頭を動かさずらくな姿勢で深呼吸、外出時なら日陰のベンチで30分休むなど「急なめまいの対処法」

めまいは、いつ、どこで起こるかわかりません。「もし、外出先でめまいに襲われたら」と、怖くて外を歩けないという人もいます。慣れない場所でめまいに襲われたら、**とにかく慌てずに行動する**ことが大切です。外出先でめまいに襲われたときの**「急なめまいの対処法」**を上にまとめたので、いざというときのために覚えておいてください。出かけるときは、**処方薬**や**酔い止めの薬**を忘れずに持ち歩くようにしましょう。

（新井基洋）

急なめまいの対処法

- 安全な場所に移動して座る（横になれる場所なら横になる）
- 体を締めつけているベルトや下着などをゆるめる
- 常備薬を持っていたら服用する
- 呼吸を整え、頭を動かさないように安静にする
- 横になるときは悪いほうの耳を下にして横向きに寝る（悪いほうがわからない場合は、らくだと思う向きで寝る）
- 30分程度休んでも治らない場合は病院へ

めまい改善には内耳の動脈硬化予防も大切で、高血糖・高血圧を防ぐ「内耳血流アップ食」で血管を柔軟にせよ

めまいの改善には、内耳《ないじ》の血流を高めることが大切ですが、それを妨げるのが動脈硬化です。**動脈硬化は、大きな血管だけでなく、耳（内耳）を養う細い血管にも起こります**。そして、**動脈硬化で脳や内耳への血流が障害されると、平衡機《へいこう》能が低下してめまいやふらつきなどの症状が現れる**のです。

また、**高血糖や高血圧も、めまいの大敵**です。高血糖の状態が慢性的に続くと、血管の壁が傷ついて動脈硬化が進行します。高血圧は動脈硬化を悪化させ、動脈硬化がさらに高血圧を悪化させるという悪循環を起こすやっかいな病気です。

内耳の動脈硬化を防ぐには、塩分や糖質を抑えた食事を心がけ、肥満を招く脂質のとりすぎにも注意が必要です。また、腸からの糖質の吸収を遅らせて血糖値の急上昇を防ぐ食物繊維も、積極的にとるようにします。次ジペーに**「内耳血流アップ食」**をまとめたので、参考にしてください。

（新井基洋）

内耳血流アップ食

内耳の動脈硬化を防ぐ食事のポイント

食物繊維を
たっぷりとる

肉の脂身や
動物脂を控える

飲酒は
週に1～2回以下

減塩食で
高血圧を予防

糖質を抑えて
高血糖を予防

内耳の血流アップ食材

野菜

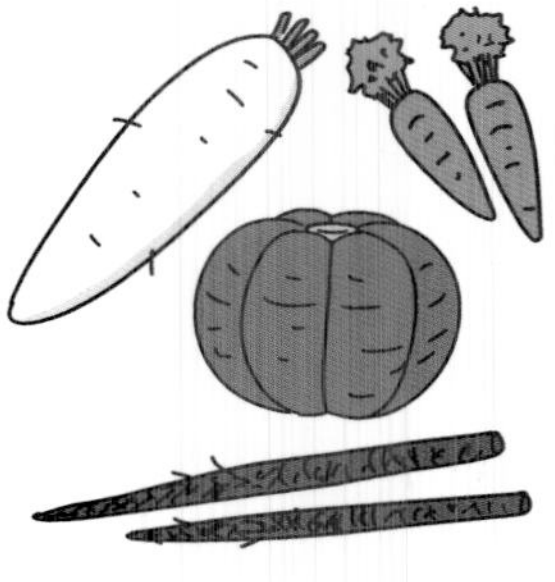

キノコ類

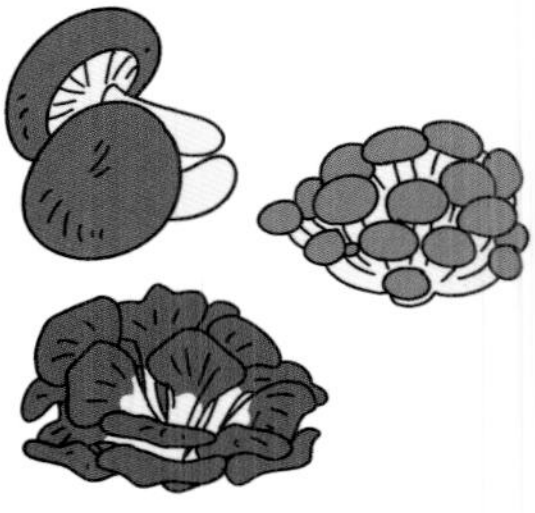

海藻類

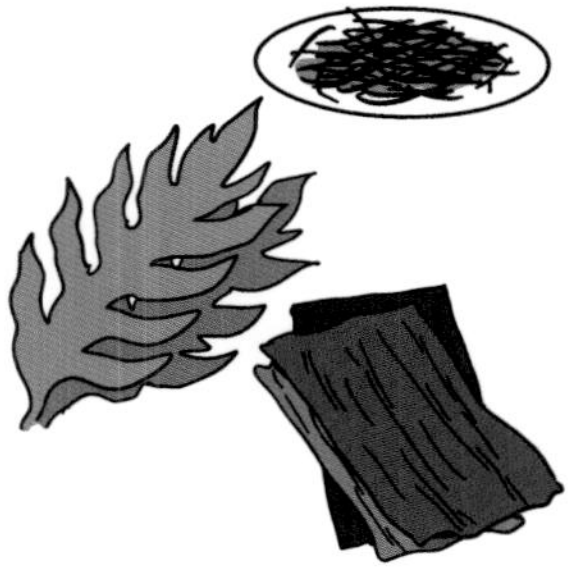

大豆食品

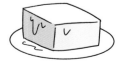

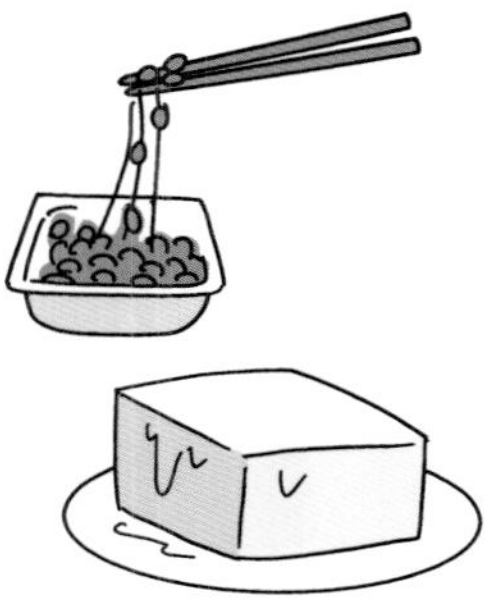

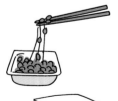

控えたい食材

●**コレステロールの多い食品**

動物性のレバー、臓物類、卵類

●**飽和脂肪酸の多い食品**

肉の脂身、ひき肉、鶏皮、バター、ラード、やし油、クリーム、洋菓子

●**トランス脂肪酸の多い食品**

マーガリン、洋菓子、スナック菓子、揚げ菓子

内耳の血管には細胞を傷つける活性酸素も大敵で、ブロッコリーやトマトなどの「抗酸化食」もとろう

活性酸素は、非常に攻撃力が強く、体に侵入したウイルスや細菌をやっつける働きがあります。しかし、**ストレスや紫外線などの刺激で活性酸素が過剰になると、内耳《ないじ》を含む全身の細胞や血管を傷つけてしまいます。**これを防ぐのが、活性酸素から身を守る**「抗酸化食」**です。めまい予防のために、左に示したような抗酸化栄養の多い食品を積極的にとるようにしましょう。

（新井基洋）

内耳を守る抗酸化食

ビタミンC・E

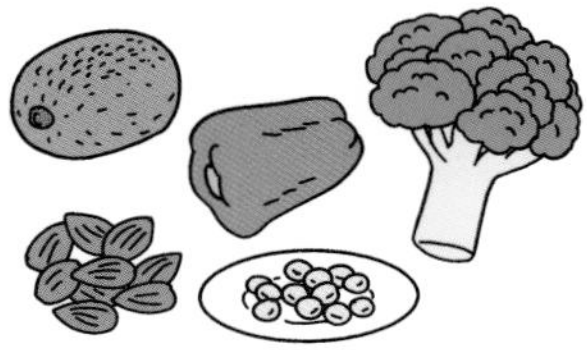

キウイ、赤パプリカ、ブロッコリー、ナッツ、大豆など

リコピン

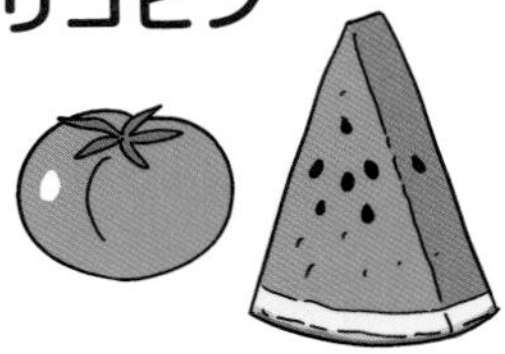

トマト、スイカなど

ポリフェノール

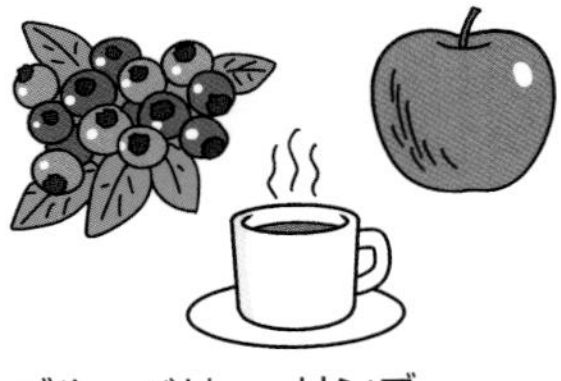

ブルーベリー、リンゴ、ココアなど

βカロテン

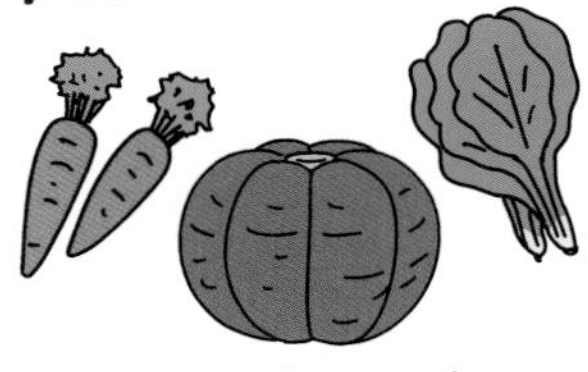

ニンジン、ホウレンソウ、カボチャなど

低気圧や寒冷前線の接近でめまいが悪化することが多く、「耳抜き」「3D頭ゆらし」で発作をさけよ

電車がトンネルに入ったり、飛行機が離着陸したりするさいに耳がつまったように感じますが、これは気圧が急に変化したために起こる現象です。このように、**耳（内耳《ないじ》）は気圧の変化にとても敏感な器官で、内耳になんらかの障害がある人は、わずかな気圧の変化でもめまいなどの症状が悪化します。**

乗り物以外で気圧が急激に変化するのは、**低気圧が接近**しているときです。実際、台風や前線などの接近でめまいの症状が悪化する人が多いようです。

対処法としては**「水を飲む」「アメなどをなめる」「あくびをする」**、スキューバダイビングで用いられる**「耳抜き」**（左右の小鼻をつまんで耳に圧を加える方法）などを試みてください。なお、低気圧が接近する前に**「3D頭ゆらし」**（60ジペー参照）を行うことで症状の軽減が期待できます。耳の痛みが緩和されない場合は、速やかに耳鼻咽喉《いんこう》科を受診してください。

（新井基洋）

解説者紹介 （掲載順）

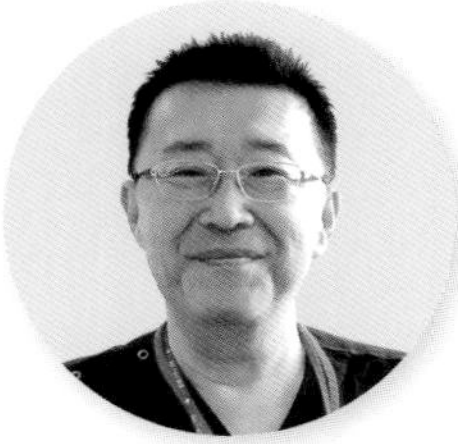

横浜市立みなと赤十字病院
めまい平衡神経科部長

新井《あらい》基洋《もとひろ》 先生

1989年、北里大学医学部卒業。国立相模原病院、北里大学耳鼻咽喉科を経て現職。1995年に「健常人 OKAN（視運動性後眼振＝めまい）」の研究で医学博士取得。1996年、米国ニューヨークマウントサイナイ病院にて、めまい研究を行う。北里大学耳鼻咽喉科で徳増厚二教授（1989年当時）から指導を受けた北里式前庭リハビリをもとに、オリジナルのメソッドを加えた「めまいのリハビリ」を患者に指導し、高い成果を上げている。日本耳鼻咽喉科学会専門医、日本めまい平衡医学会専門会員・代議員・相談医、国際バラニー学会会員。著書に『めまいは寝てては治らない』（中外医学社）ほか多数。

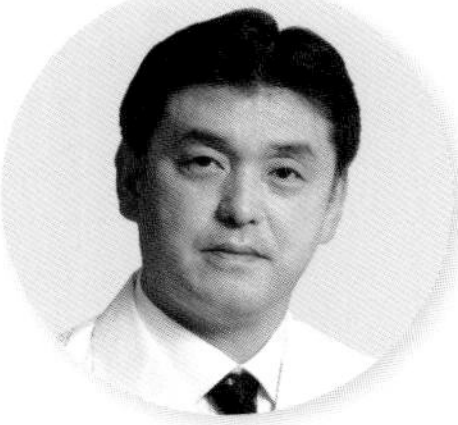

埼玉医科大学
総合医療センター客員教授
川越耳科学クリニック院長

坂田《さかた》英明《ひであき》 先生

1988年、埼玉医科大学医学部卒業。帝京大学医学部附属病院耳鼻咽喉科、ドイツのマグデブルク大学耳鼻咽喉科、アメリカのニューヨーク州立大学耳鼻咽喉科、埼玉県立小児医療センター耳鼻咽喉科（科長）兼副部長、目白大学保健医療学部言語聴覚学科教授（耳鼻咽喉科学）、目白大学耳科学研究所クリニック院長などを経て現職。日本耳鼻咽喉科学会専門医、日本耳科学会代議員、日本小児耳鼻咽喉科学会評議員、日本聴覚医学会代議員など。著書に『図解 いちばんわかりやすいめまいの治し方』（河出書房新社）ほか多数。

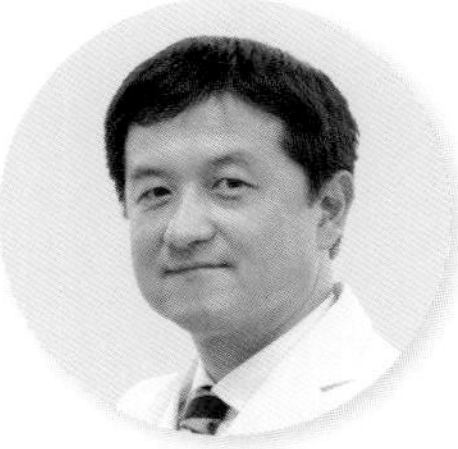

奈良県立医科大学
耳鼻咽喉・頭頸部外科学教授
同大学附属病院
めまい難聴センター長

北原《きたはら》 糺《ただし》 先生

1992年、大阪大学医学部卒業。1997年、同大学大学院医学系研究科博士課程修了。大阪労災病院耳鼻咽喉科部長、大阪大学医学部耳鼻咽喉科准教授などを経て、2014年に現職（奈良県立医科大学耳鼻咽喉・頭頸部外科学教授）、2016年から同大学附属病院めまい難聴センター長を兼任。専門は耳科・神経耳科、めまい平衡医学。日本耳鼻咽喉科学会専門医・指導医、日本めまい平衡医学会専門会員・代議員・理事・相談医、耳鼻咽喉科臨床学会運営委員、日本頭頸部外科学会評議員。国際バラニー学会会員。著書に『原因不明のめまいはもうこわくない』（金原出版）ほか多数。

めまい ふらつき

みるみるよくなる！

名医陣が教える

最新1分体操大全

2023年12月12日　第1刷発行
2024年5月14日　第7刷発行

編集人	上野陽之介
編集	わかさ出版
編集協力	菅井之生
装丁	下村成子
DTP	カラーズ／小出大介 菅井編集事務所
本文デザイン	カラーズ／小出大介
イラスト	前田達彦　デザイン春秋会
撮影	小野正博（fort）
モデル	三橋愛永
発行人	山本周嗣
発行所	株式会社文響社 〒105-0001　東京都港区虎ノ門2丁目2－5 共同通信会館9階 ホームページ　https://bunkyosha.com お問い合わせ　info@bunkyosha.com
印刷・製本	中央精版印刷株式会社

ISBN978-4-86651-680-6

本書は専門家の監修のもと安全性に配慮して編集していますが、本書の内容を実践して万が一体調が悪化する場合は、すぐに中止して医師にご相談ください。また、体調や疾患の状態には個人差があり、本書の内容がすべての人に当てはまるわけではないことをご承知おきのうえご覧ください。
本書の内容は発行日時点の情報に基づいています。

定価はカバーに表示してあります。
この本に関するご意見・ご感想をお寄せいただく場合は、郵送またはメール（info@bunkyosha.com）にてお送りください。